JN190541

大地のエネルギーで癒す

クレイセラピー

新装改訂版

福島麻紀子　著

ICA 国際クレイセラピー協会　監修

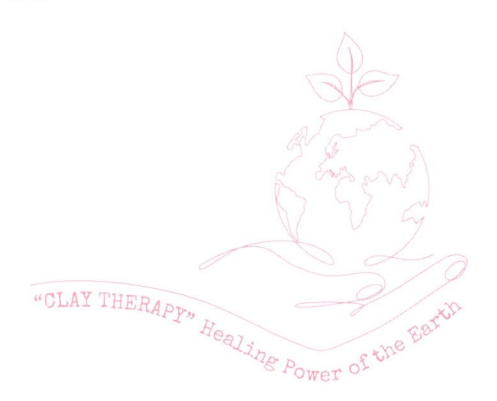

"CLAY THERAPY" Healing Power of the Earth

ユイビ書房

「クレイセラピーって知ってる？」と聞くと、たいてい「泥パックのことでしょ？」という反応がかえってきます。

たしかに、クレイは美容用のパック剤として活躍するようになりました。クレイを上手に使えば、お肌がつるつるぴかぴかになるのも事実です。

でも、この本でお伝えしたいのは、単なる美容用の泥パックに限りません。家庭の救急箱に備えておきたいお役立ちグッズであると同時に、私にとっては、ナチュラルライフに欠かせないお友だちでもあります。

クレイには、素晴らしい大地のエネルギー、地球のヒーリングパワーが宿っています。伝承的に「おばあちゃんの知恵」として伝えられてきたことばかりでなく、今では科学的なリサーチからもクレイの作用特性が解明されています。

スキンケアをはじめ、健康管理、怪我や病気にも、素晴らしい結果をあらわすクレイセラピー。

赤ちゃんからお年寄りまで、さらに家事や日常生活のなかでも、誰にでも気軽に活用することができる自然療法です。

その利用法は、パックばかりでなく、クレイパウダー、クレイ湿布、クレイバス、クレイジェル、クレイオイルなど、さまざまな「かたち」があり、その場面や人に応じて最も適した「かたち」を選ぶことができます。そして、目的ごとに絶妙なレシピがあります。

保管や扱いが簡単なこと、難しい禁忌（注意事項）がないこと、手技が要らないシンプルな自然療法であることも、クレイセラピーのうれしいところ。

日本人の生活のなかに根づきやすい、楽しく使えるクレイセラピーをたっぷりとご紹介していきましょう。

目次

マイ・クレイ・ストーリー

My CLay Story.

たかが泥、されど泥？！

　私が暮らすオーストラリアは南半球にあるので、日本と季節が逆。日本に雪が降りはじめる頃、私たちは暑い真夏のクリスマスを迎えます。子どもたちの学校も長い夏休みに入り、日本に暮らす私の両親が、孫たちと年末年始を過ごすために、オーストラリアにやってきました。

　みんなで出かけた田舎の一軒屋。ロバ好きのオーナーが一山まるごと、自然のまま維持しています。早朝からクッカブーラ（笑いかわせみ）のけたたましい鳴き声で目が覚め、散歩をすればユーカリやティートリーの潅木の合間に、カンガルーの小型版ワラビーたちがぴょんぴょん跳んでいきます。そんなワイルドなドンキー（ロバ）・ファームの真ん中に建てられたエコロジー・ハウスが私たちの年越し宿となりました。

　水は雨水を溜めての利用で、電化製品は冷蔵庫だけ。電気は太陽発電と風力発電でまかなわれるため、風が穏やかな曇りの日は電気が不足しがちです。そんな不便な環境で、日々気ままに過ごしていると、心からリラックスしてのんびりと自然を楽しめるようになります。

　そんなある夜、8歳になる娘のカレンが「咳が出て眠れない」と訴えました。我が家の双子の娘たちは、ダディの血を引いてか生まれつき喘息気味ではあるのですが、今までお医者さんのお世話になることもなく健康に育ってきました。赤ちゃんの頃から咳が出て眠れない夜は、アロマやクレイの力を借りて乗り切ってきたものです。

　いつもなら、アロマセラピー用の精油を植物オイルに落として混ぜたものを胸や背中に塗るのですが、旅行中なので精油はありません。私の携帯用コスメポーチには、スキンケア用のアロマオイルがあるだけ。う～ん、困ったな。

　そこで思いついたのが、クレイバス用に持参していたグリーンクレイ。我が家のお風呂は毎日クレイを入れた「にごり湯」なのです。クレイの吸着作用を利用すると、からだの部位ごとに洗浄剤を使って洗う必要がないほどです。頭までザブンとお湯にもぐって髪もクレイ湯のなかで洗って、はい、おしまい。もうクレイの入っていないお風呂なんて入る気がしないほどです

（温泉は別だけど）。ですから、旅先にも必ずクレイを持参しています。

　「そうだ、クレイがあったじゃない！」と喜んで、さっそくクレイを水で溶いてペーストを作りだしました。出来上がったクレイペーストにキッチンにあったお料理用のオリーブオイルを少し加えてかき混ぜます。このクレイペーストを薄いシートに包み込んで、カレンの首にくくりつけました。

　いったい何事がはじまるのかと興味津々で見ていた父は、「泥なんかで咳が治ったら、医者も薬も要らないよ」と皮肉っぽい発言。そう言われると、私もちょっと自信を失いかけます。本当にクレイで咳が止まるのかなあ…。

　クレイペーストを首に巻いてもらったカレンは納得したのか、コホコホ咳をしながらもベッドに戻り、そのまま眠りについたようです。翌朝、起きてくると元気いっぱい。ゆうべ巻いたクレイペーストは固まったまま、首にぶら下がっていますが、もう咳は完全に治まっています。

　カレンの見事な回復ぶりを目の当たりにした父は、グリーンクレイを1キロ買い込んで日本に帰りました。

　「たかが泥、されど泥」

　ね、だから、クレイのヒーリングパワーは計り知れないものがあるんだってば。

私のクレイセラピーを振り返って

　こんなふうに日常のヒトコマとなった我が家のクレイセラピーですが、クレイが生活に染み渡るようになるまでには、それなりの歳月がありました。振り返ってみると、やはりオーストラリアへの移住がクレイと出会う第一条件だったのでしょう。

　「オーストラリアに移住しました」というと、「オーストラリアの方とご結婚されて？」と聞かれることが多いのですが、移住したときは1人でした。

　「どうしてオーストラリアに来たの？」とは、デンマーク人の夫ラースがはじめて私に会ったときに投げかけた質問ですが、いまもってその正確な答えは分かりません。もしかしたら、クレイに出会うため、また、クレイセラピー理論を裏づけてくれた夫に出会うため、だったのかもしれません。

アロマとの出会い

オーストラリアに本格移住したのは 1995 年、30 歳のとき。永住権片手に意気揚々とシドニーに飛んできたはいいけど、仕事するほど英語に自信ないし、友だちもいなきゃコネもない、預金通帳の残高はどんどん減っていくばかり。憧れの自由な海外生活を手に入れたものの、「将来の不安」がつきまといます。借りた一軒家の小さな庭に野菜を植えて、いつのまにか住み着いた野良猫にエサをあげる、宙ぶらりんの失業状態。ようやく日本語版 OS をインストールしたパソコンで、とりあえずホームページをつくろうと悪戦苦闘していました。

その頃の私にとって、心の支えになったのはオージー（オーストラリア人）の生き方でした。根っからノーテンキで明日のことも心配せず、ユニークに我が道をまい進するオージーたちを見ていると、「人間、何をして生きていってもいいんだ」と、価値観が広がり、気持ちがラクになったものです。それに、難民として移住してきた人たちの力強さ。戦火に巻き込まれて命からがら母国から逃げてきた彼らにとって、ここでの生活はまさしくゼロからの出発です。わずかながらも貯金もあるし、いざとなれば戻れる母国も、助けてくれる家族もいる私なんて、甘っちょろいのです。今、目の前にある人生を一生懸命生きること。「将来の不安」は将来の自分を信頼することで解消できるのだ、と、まわりのオージーと移民から身をもって教わりました。

そんなとき、ちょっとした問題が起こります。住み着いた野良猫が運んできたノミがじゅうたんに大繁殖してしまったのです。からだじゅうノミさされだらけ。かゆくて仕方がありません。途方に暮れて、隣に住んでいるマルタ移民の大家さんに相談すると、「ユーカリオイルを知ってる？ ノミが嫌う匂いだから、猫のノミよけになるはずだよ」と教えてくれました。さっそく買いに行くと、さすが原産国。スーパーの棚にユーカリオイルがずらりと並んでいました。1 番安いものを購入し、バケツの水にユーカリオイルをドバドバと加え、猫にパシャパシャとかけようとしたら…猫はつむじ風のように逃げてしまいました！

これが私のアロマ初体験であり、マヌケな失敗談です。アロマセラピー

について何の知識もなかったので、適切な精油の濃度どころか、精油は水に溶けないことも知りませんでした。そもそも猫は水がキライですから、逃げられて当たり前。それに猫には代謝できない成分があるので精油の使用には要注意なのでした。

　この体験をきっかけに精油に興味をもち、ティートリーオイル、ラベンダーオイルなどを買ってきては、自分で使って人体実験を繰り返す日々が始まりました。その人体実験があまりに楽しかったので、自分のホームページに記録を掲載していたところ、読者の方から「オーストラリアから精油を売ってください」というご依頼を受けました。E-Conception 通信販売の原点です。もちろん、この頃は、やがて自分がアロマ＆クレイブランドを設立し、やがてアロマやクレイの講師をする立場になろうとは、思ってもみませんでした。

クレイとの出会い

　その後、一度はきちんと勉強してみようと、思い切って現地のアロマセラピーの学校へ通い出しました。このとき先生が授業の余談で、クレイ（粘土粉末）を使ったフェイスパックのレシピを紹介してくれたのが、クレイを知ったきっかけです。クレイという言葉になぜかとても惹かれました。

　たぶん、先生は「クレイとは何か」また「使用上の注意」なども説明してくれたと思うのですが、英語がよく聞き取れない私には、ホワイトボードに書き出されたレシピをメモするのが精一杯。「高級エステのフェイスマスクみたいでカッコイイ〜」と無邪気に好奇心を抱き、さっそく材料を買いそろえました。とにかく、すぐに実践してみたかったのです。

　先生のレシピ通りにペーストをつくり、自分の顔に塗ってみると、ひんやりしたクレイペーストが次第に熱をもち、ドクンドクンと顔が脈打ち、皮膚がひっぱられるような「つっぱり感」を感じます。そのまま放置しておくと次第にクレイが乾燥し、薄い板状のクレイが顔からパリパリと落ちてきます。この乾燥クレイ板を手で引きはがすのが楽しくて調子に乗っていたら、だんだん肌がヒリヒリしてきました。そして、クレイを落としてからは痛痒いのです。おそるおそる鏡を覗くと、顔全体が赤く腫れ上がり、ところどこ

ろかぶれ、見るも無残な「因幡の白兎」状態になっていました…。

　そんな悲惨な初体験を経て、クレイのそこはかとないパワーに興味をもち、クレイについて調べるようになりました。調べるほどに、私のクレイ初体験がいかに知識不足でいい加減だったかがわかります。クレイを洗い流すタイミング、その後のお手入れ方法、肌質ごとのレシピ調整法など、ちょっとしたコツを知っているかどうかで、結果に大きな違いが表れるのです。

驚きのクレイセラピー体験

　いきなりのっけから否応なくクレイのパワーを実感した私。失敗とはいえ、この体験がクレイへの興味をさらに引き出してくれたことは確かです。このパワーをヒーリングに利用すれば、フェイスマスクのような美容ばかりではなく、健康のためのケアにも広く応用できるはずです。そこで、英語文献を集めては自分で試行錯誤していくと、使い方次第で奇跡的な結果が得られることがわかってきました。

　一般にクレイといえば、フェイスパック（泥パック）など美容的な使用方法が知られていますが、実はそのほかにも、クレイパウダーや、湿布、クレイバスなど、さまざまな使用法があり、目的によってクレイのヒーリングパワーが発揮される独特のレシピがあります。また、クレイはアロマとの相性がとてもよく、この2つの療法を組み合わせることで、優れた相乗作用が発揮されます。

　特にクレイバスは、シンプルな「にごり湯」として、お風呂好きの日本人としては、その手軽さと気持ちよさにハマってしまいます。お風呂の湯船にクレイを溶かしただけで手間が要りません。クレイの吸着作用がデトックス、浄化作用をもたらしてくれるので、シャンプーで髪を洗ったり、石けんでからだを洗ったりする必要もないのです。クレイバスに全身浸かるだけで、からだの汚れや余剰な脂分、においも見事に取り去ってくれます。さらに、驚くことに、クレイバスが生理痛や筋肉痛などの痛みや、風邪の症状をやわらげてくれるという体験もしました（※クレイバスについての注意点は51頁参照）。

　クレイパウダーはクレイ粉をそのまま利用する、もっともシンプルで手軽な使い方です。我が家では、あせもにパタパタ、おむつかぶれにパタパタ、水虫にパタパタと、ベビーパウダーの要領で利用してきましたが、この手軽さでこの結果です。クレイに眉ツバだった科学畑の夫がクレイのヒーリング作用を認めるようになったきっかけは、彼の洗剤負けによる湿疹がクレイパウダーで軽減したことでした。

　クレイペーストを湿布のように長時間あてておくクレイ湿布は、クレイの作用をもっとも実感しやすい使い方ではないかと思います。このクレイ湿布の欠点は、ちょっと不便なことです。湿布をあてたまま動きにくかったり、次第に乾燥してきたクレイ粉がこぼれ落ちたり、クレイ湿布をあてた部位を水で洗い流すのが億劫だったりします。それで、ついつい手を抜いて別の方法を使うことが多かったのですが、クレイ湿布用シートを活用する方法を編み出してからは、クレイ湿布がより手軽で楽しくなりました（注：クレイ湿布用シートの活用方法は本書の実践編で詳しくご紹介します）。このクレイ湿布ではさまざまなミラクルを体験しています。先の娘の咳をおさえたケースに加えて、風邪による発熱が引いたり、炎症がおさまったり、転んでできた外傷がきれいになるなど、さまざまな結果を目の当たりにしてきました。

　もちろん、いつもミラクルな結果が出るわけではありません。ときには、結果がよく分からないこともありましたし、別のトラブルが起きてしまうなど失敗したこともありました。しかし、どの経験もクレイセラピーを深めるための貴重なありがたい体験、生データとなっています。

みなさんの体験談

　私のホームページ読者からもさまざまなクレイ体験談が寄せられています。アトピーや花粉症などのアレルギー、風邪、熱、咳、扁桃炎、膀胱炎、副鼻腔炎、月経異常、乳腺炎、腱鞘炎、神経痛、下痢、怪我、打撲、火傷、ニキビ、あせも、水虫、虫さされ…など、ありとあらゆる症状に対する驚くような事例が報告されています。

　オーストラリアの臨床ケーススタディには、乳がんの放射線治療にクレ

イを利用したレポートがあります。放射線治療の直後にクレイとラベンダー精油を使うことで、やけど、痛み、不快感を和らげることができた、という内容です。また、イスラエル人の歌手リカ・ザライは交通事故で脊髄を傷め、二度と歩けないだろうと医師に言われていたのに、クレイ湿布などの自然療法によって奇跡的な回復を遂げたことも彼女の著作に書かれています（『私の自然食』リカ・ザライ著）。

クレイ内服体験

　このようにクレイは外用に使うものと認識していたのですが、「クレイを飲む」という療法があることを知りました。最初は「泥を飲むなんて…」とさすがに敬遠していたのですが、クレイと付き合ううちに「これはイケるかも」という感覚が芽生えてくると、湧きあがる好奇心を抑えきれず、ついに「泥を飲む」実験に突入してしまいました。

　クレイ内服をはじめたのは、「体質改善」に興味があったからです。日頃困っている体質や、からだのクセは、誰にでも何かしらあるものですが、私にも「改善したい体質」がいくつかありました。子どもの頃から超敏感鼻で、いろいろなものにアレルギー反応を起こします。そのおかげで、純粋な精油かどうかの嗅ぎ分けができるというメリットもあるのですが、ちょっとした気温の変化や、ダストや匂いでいちいち鼻が噴火するように派手なくしゃみを連発するのも困りものです。おまけに、母譲りの頑固な便秘症には長年てこずっており、さらに「人生の４分の１が台無し」になる激しい生理痛に悩まされていました。

　オーストラリアに来てストレスが減り、アロマセラピーやヨガを取り入れるようになって、こうした症状は少しずつ緩和されてはいたのですが、それらの症状がクレイを飲むとどうなるのか、大変興味が湧きました。

　クレイの飲み方にはいくつかのコツがありますし、禁忌、注意事項もあります。内服に適するクレイも慎重に選ばなければなりません。クレイ内服に詳しい本『The Clay Cure』を熟読し、さっそくクレイ内服生活に入りました。

　おそるおそる、クレイ粉を溶かした水を口に近づけます。「匂いは…ほとんどなし。味は…ほとんどなし。たしかにちょっとホコリっぽいけど、泥なんだから仕方ないよね」そんな感じで最初からけっこう飲みやすかったのを覚えています。

　その結果といえば、「なんだかな〜」でした。効果があるんだか、ないんだか、ちっともよく分からないのです。とにかく飲み続けて２カ月くらい経過した頃、「そういえば…」という感覚で、私の困った体質が３つとも少しずつではありますが確実に改善していたことに気づきました。

クレイで妊娠？！

　クレイを飲みはじめて数カ月した頃に、妊娠しました。

　実は、その前にも一度妊娠したのですが、自然流産。どういうわけか自責の念から落ち込み、敵討ちのように「絶対また妊娠してやる！」という強迫観念のような執念にさいなまれました。その精神状態から這い出すのに１年近くかかったでしょうか。ある夕方、東の空から昇ってきたばかりの大きな満月が目に入ったとき、「人の生命は宇宙が決める」というメッセージが心にストンと落ちました。その瞬間から、自責の念と「絶対妊娠！」の執念がふっと消えてなくなりました。

　その直後です、妊娠が発覚したのは。クレイを飲むとからだが浄化される、といった間接的な好影響で受精卵が子宮に着床しやすくなると私は推測しています。しかし、だからといって、クレイを飲めば、みんながみんな妊娠するというわけではありません。ただ、私にとってクレイとのお付き合いが、妊娠しやすいからだとこころの環境づくりに一役買ってくれたんだな、とありがたく思っています。

双子のクレイっ子

　生まれてきた双子の女の子、リサとカレンは、赤ちゃんのときからクレイに囲まれて育ちました。クレイバスにクレイパウダー、クレイ湿布にクレイ水。8歳になった今では、「マミィ、ころんで怪我したからクレイやってー」

などと自分からリクエストしてきます。これにはパウダーがいいとか、湿布にしろとか、使用法を指定してくることもあります。彼女たちにとっては、トラブルにクレイを使うことがごくごく当たり前なのです。

　子どもには「泥ごときに何ができる？」といった先入観がないためか、クレイセラピーがとてもよく反応します。深爪しすぎて痛む指先にクレイジェルを塗ってあげると、すぐに痛みがひいてまた元気に遊びはじめます。咳が止まらない夜もクレイ湿布をあてればぐっすり眠れます。擦り傷にクレイ湿布をあてたまま学校に行くと、先生やクラスメイトが珍しがって「それ、なに？」と聞いてくるので、「クラスでクレイについてプレゼンテーションした」と自慢げです。

　オーストラリアに移住して出会ったクレイですが、実はオーストラリアでも別に有名な療法というわけではなく、やはり「泥パック」、そして「アボリジニのボディ・ペイント」くらいがオーストラリア人の一般認識です。クレイがヒーリングに使えるということは、子どもたちが学校経由で啓蒙してくれています。

　この原稿を書いている間にも、熱を出したカレンが夜中に「おなかが痛くて眠れない」と訴えてきました。クレイペーストを作って腹部に湿布すると「冷たくて気持ちいい」と喜び、5分もしないうちに「おなか、治った」と言って、クレイ湿布をあてたまま機嫌よく自分のベッドに戻っていきました。翌朝は熱もひき元気に登校。

　どうやら、子どもたちにとってクレイは「おかあさん」の役割を果たしているようです。痛みを吸い取ってくれるクレイの吸収力が子どもたちの不安までも吸収してくれるのでしょうか。まるでクレイの精が子どもたちをやさしく包み込んで、「大丈夫だよ、安心してお眠り」と子守唄を歌ってくれるかのようです。「母なる地球」という表現がありますが、クレイに宿った母なる地球エネルギーのなせる業なのかもしれません。

クレイの科学を解明

　このようなたくさんの驚くべき体験とケース報告が集まるにつれ、「いっ

たいどうして、ただの泥が作用しちゃうのか？」そのカラクリを解明したくなってきます。クレイのことを知りたくてもその資料は限られていて、ようやく英語文献を入手しても科学的な裏づけが不十分だったり、迷信的な諸説に疑問を抱いたりすることも多いのです。

　そこで、科学者でもある夫の力を借りて、クレイの科学的な情報を物理学、化学、生物学、生理学などの見地から改めて検討し、地に足がついたクレイセラピー理論を構築していきました。信頼できる情報を選別していくと、最初の頃、真に受けていた説が実は誰かの個人的な意見であったり、歴史のなかで生まれた迷信に過ぎなかったり…といった新たな発見もあり、クレイセラピー理論に1本筋が通るようになります。

　科学ではまだまだ解明しきれていないこともたくさんありますが、クレイの不思議なまでのヒーリングパワーはメディカル・サイエンスの分野でも着目されはじめています。

クレイと自然治癒力

　クレイセラピーとは、クレイの作用特性を利用して、私たち人間の自然治癒力を促進する自然療法である、といえます。クレイには吸着作用をはじめとする、さまざまな作用特性があり、それらが健康を維持しようとするからだに働きかけていきます。

　私たちのからだには、もともと健康であろうとする自然治癒力が備わっています。疲れたら休みをとり、異物が侵入してきたら排除し、組織が壊れたら修復し、バランスが崩れたらバランスを取り戻そうとする。そうしたからだの自然な働きを刺激促進し、その過程をサポートし、自分自身を癒すための手助けをしてくれるのがクレイなのです。

　たとえば、クレイには直接的な殺菌作用はありません。バクテリアなどの菌を殺すことはしないのです。ただ、浸透圧作用によってバクテリアの栄養・排泄運搬ルートを断ち切ることで、バクテリアの活動を鈍らせることができます。結果的にバクテリアが死んでしまうこともありますが、多くの化学薬品のような殺菌作用とはその作用の仕方が異なるようです。ご存知のよ

うに、私たちの体内には共生菌、善玉菌などと呼ばれるように、体内に住んでいてもらうことで健康を維持できる菌がいます。殺菌作用のある化学成分はこうした必要な共生菌まで殺してしまい、健康なからだのバランスに打撃を与えてしまうことがありますが、クレイは善玉菌を殺すことなく、菌の活動を抑えている間にからだ全体の自然治癒力を高めることで、健康的なバランスに戻すサポートをしてくれます。

クレイセラピーと、からだの声

　長年クレイと付き合ってきて、健康になっていったことは明らかです。そういえば、お医者さんや新薬のお世話になることがほとんどなくなりました。この10年余りの間で、何が変わったか？　というと、「自分のからだの声を聞けるようになったこと」です。クレイセラピーを行っているうちに、自然と自分のからだの声を聞く、つまり、自分に対して素直になってくるのです。

　今では、体調が悪くなる手前で、どうしたらよいのかが分かります。たとえば、喉が痛くなる前に、「あ、風邪ウイルスがやってきたな」と感じるのです。だから、風邪ウイルスが体内で繁殖しはじめる前に、免疫力を高める生活に切り替えられます。クレイをはじめとする自然療法ばかりでなく、からだが食べたがっているものを選んで料理したり、適度な運動をしてしっかり汗をかいたり、ぐっすり眠れるよう工夫したり、瞑想する時間をとったり。

　「クレイセラピーをやると、やたらと疲れたり、だるくなったりして困る」という声を聞くことがあります。それはクレイが「休養が必要ですよ」とからだのメッセージを明確にしてくれただけです。クレイがだるくさせる、疲れさせるのではなく、「既に疲れているのだから、ゆっくり休んでくださいね」とからだが教えてくれている、その声を分かりやすく届けてくれたのがクレイです。クレイセラピーを行って、疲れやだるさ、眠気を感じたら、からだの反応に素直に従って、ゆっくり休養してください。

　こうしてクレイセラピーを続けるうちに、自分のからだの声が聞けるよ

うになってきます。いつもからだの声を敏感に聞き取って、からだが求める
ような生き方をしていれば、人は自然と健康で幸せでいられるものです。か
らだが望むものを食べ、からだが望んだときに眠り、からだが望む運動をし、
からだが求めるケアをする。こころとからだの健康の基本であり、人間の本
来のあり方ではないでしょうか。

クレイの根源的な価値

　クレイのすばらしさは、既に美容の分野では認知が広がっています。こ
れからは健康のためのツールとして利用価値を見直されていくでしょう。で
も、私はもうひとつ、別のところにクレイの根源的な価値を見出しています。
それは、むかしむかし、私たち人間が地球と共存して生きていた頃の記憶と
感覚…。そんな地球とのつながり、そして肉体と魂とのつながり、「本来の私」
を思い出させてくれる貴重な媒体という気がして仕方がありません。

　長いスパンで変化し続ける地球、その地球の一部として生成されたクレ
イ。宇宙の歴史的な視点から見れば、地球もクレイも生きているのです。ク
レイのエネルギーに日々触れることで、肉体も魂もともにバランスがとれ、
美しく輝きだす。そんな不思議な力がクレイにはあるようです。

　私たち地球上の生き物が授かった贈り物、クレイ。そのヒーリングパワー
は物理的、肉体的なものに限らないのではないでしょうか。大地のエネルギー
をたっぷりとたくわえたクレイが、私たちに気づかせてくれること。これが
クレイセラピーの本当の醍醐味ではないかと私は日々感じています。

地球もクレイも生きている

海外でクレイセラピーを行う人々の中で、"クレイは生きている"という主張が聞かれます。クレイは鉱物ですから、呼吸をしているわけでも、光合成をするわけでもありません。生物学の定義では、生命とはいえない物質です。「生きている」と言われてもピンと来ない人が多いかもしれません。

宇宙、地球の視点から考えてみましょう。地球の歴史は約46億年といわれますが、誕生以来、常に変化しつづけています。火山活動、地殻変動、気候の変化などにより、陸地は隆起と沈下を繰り返し、風と水は岩石を運んで堆積させ、常にかたちを変えていきます。ときには宇宙から落ちてきた隕石によって地形や気候が変化することもあったでしょう。そう考えると、地球は何百年、何千年という長い年月をかけて変化していく、"生きた惑星"であることが感じとれます。

そんな地球のゆっくりした変化のなかで、ゆっくりと生成されてきたのが、天然鉱物クレイです。今、私たちの目の前にあるクレイを庭に撒いて、タイムマシンに乗った私たちが100万年後、あるいは1億年後、地球上に戻ってきたら…？　ずっと同じかたちのまま存在しているはずはないでしょう。実際に、一定の条件のもとでは、スメクタイトという種類のクレイは、カオリナイトという種類のクレイに変わることが分かっています。クレイのミネラル分は変質し、色も構造も変わっていくのです。もしかするとクレイとは呼べない別の物質に変身しているかもしれません。このように、視点を膨大な地球時間の流れに合わせていくと、"クレイが生きている"という感覚がなんとなくつかめてきませんか？

生物と呼ばれるものは、ふつう「遺伝子を持ち、代謝をおこなう、外的刺激に対し自律的に反応する」等の定義があり、クレイはそれらに該当するものではありません。が、生物の定義については生物学者の間でもさまざまな議論があるようで、「自ら変わり続ける」という点ではクレイをはじめとする鉱物にもあてはまっています。

ここでは現代科学の定義にのっとって、クレイが本当に生きているかどうかを議論することが目的ではありません。宇宙、地球の視点で見たときにクレイがどういう存在なのか想像を膨らますことで、現代科学では説明しきれないクレイのパワーを感じ取っていただきたかっただけです。

科学者の間では、地球上の生命誕生にクレイが関与していたのでは？という仮説もあります。クレイにはたんぱく質の元となるアミノ酸の結合を促進する作用があることが分かっています。生命が保有する遺伝子DNAはアミノ酸から成り立っていますから、　クレイが生命の生みの親だったという可能性も否定はできないでしょう。

見た目は単なる土、泥のようで、決して生命とはいえないけれど、生命の根源となる可能性とエネルギーを宿した鉱物、それがクレイなのです。

1

Clay - Gifts from the
Earth.

クレイ
─地球からの贈り物─

クレイ―地球からの贈り物―

SECTION 1　クレイの生成

　クレイとは土壌から掘り出される鉱物の一種であり、粘土質を指します。地下深くで岩盤のように固まった粘土層から掘り起こして乾燥させ、適度に砕いたものがクレイとして使用されます。

　クレイは採掘場所や種類によって、さまざまな生成過程が推定されています。その多くは火山灰が風化したものと考えられています。火山灰が堆積してできた堆積岩の一部が長い年月の間に風にさらされ、水で洗われてミネラル分を多く含む粘土層が形成されていく。そのためか、クレイは地下水や河岸の近くに発見されることが多いといいます。しかし、水とは関係のない場所で採掘されることもありますし、山の頂上で採掘されるクレイもあります。それぞれ採掘場所によるクレイ生成過程の違いは、そのクレイの構造、含まれるミネラル成分、特性にも影響しています。

SECTION 2　クレイのメカニズムと作用特性

　それでは、クレイにはどのような特徴と働きがあるのでしょうか。まずは、クレイの拡大構造図からそのメカニズムを観察していきましょう。

　クレイはマイクロレベルの小さな、小さな分子から成り立っています。顕微鏡で拡大してみると、いくつもの薄い層が幾重にも重なり合っていることが確認できます。雲母（マイカ）のような構造を想像してみてください。この層の部分だけ取り出してさらに拡大すると、薄いクレジットカードのような形にたとえられます。この形状が示すように、クレイはものすごく広い表面積を有しているのです。たとえば、ベントナイトと呼ばれるクレイの場合、たった 1 g のクレイ分子の表面積は、なんと 800㎡（約 247

ICA 国際クレイセラピー協会クレイセラピスト養成講座 Q&A より

Q クレイは地球上で長い年月をかけて生成されるものですから、やがては石油のように枯渇して地球上からなくなってしまうのではないでしょうか？　世界中にクレイセラピーが広がったら、クレイが底をついてしまわないか心配です。

A こんなご質問をいただき、「おっしゃるとおり」と唸りました。たしかに、地球上に存在するクレイの総量は限られていますから、クレイの需要が増えれば、いずれは枯渇してしまうかもしれません。人間が地球資源を搾取すれば、地球に負担をかけ、人間にとっても住みにくい環境をつくってしまうことは、21世紀に生きる地球人にとっての共通認識です。クレイセラピーという自然療法を取り入れるにあたって、このような感性はとても大切だと思います。

既にクレイは陶芸、工業用としてたくさん利用されています。クレイセラピーとして使われるクレイの総量はごくわずか。それでも、ヒーリング用のクレイは恵まれた人だけが手にすることができる贅沢な素材であることは間違いありません。だからこそ、せっかく与えられたチャンスを最大限生かして、上手に利用していきたいと思います。動物たちがそこにあったクレイを自然と活用してきたのと同じように。地球のヒーリングパワーを貸していただけることに感謝しながら、大切に使っていきたいですね。そのためにも、クレイの特徴をよく知って、上手に使いこなしていきたいものです。

Q クレイセラピーはタラソテラピーとは違うのでしょうか？

A タラソテラピーとは海洋療法のことですね。海岸近くに滞在してのんびりくつろいだり、海水や海草を使用したトリートメントもあるようです。その中には海泥によるパックもあるようで、クレイセラピーにとてもよく似ています。海泥にも多くのミネラルや有機物が含まれるので、クレイに似た作用が期待できるでしょう。大きな違いとしては塩分です。通常、クレイには塩化ナトリウムはさほど多く含まれていません。タラソテラピーの海泥の場合、塩が含まれることでイオン化による浸透圧はクレイよりも高まるかもしれません。また、タラソテラピーでは、水分が混じったペーストや泥水を使用することが多いようです。ご家庭の使用方法としては乾燥粉を利用するクレイセラピーよりも限定させるかもしれません。

坪）にも及ぶそうです（Robert T. Martins, B.S. University of Minnesota; Ph.D., Cornell University and Mineralogist at Massachusetts Institute of Technology）。

このクレジットカード状に例えた層の平たい表面部分はマイナスの電荷を帯びています。つまり、クレイ分子の表面はほとんどマイナスに帯電した状態であり、しかもその表面積が膨大なのです。そのため、クレイ分子表面にはプラス（陽）に帯電した老廃物、重金属などの毒素が引き寄せられて吸着し、クレイとともに体外へ排出するというのが、クレイの主な作用メカニズムです。

同じ構造から、クレイの表面は水分を引き付け吸収する力があります。クレイは水を吸収すると流動性のある固体、つまりペースト状になり、可塑性（変形を加えることができる性質）をもつようになります。吸水したクレイを皮膚細胞に接触させると、吸着作用によって浸透圧を引き起こし、いわゆる解毒（デトックス）作用を発揮します。スメクタイト種のクレイは特に保水作用に優れ、水を吸収すると体積が何倍にも膨張する性質があります。

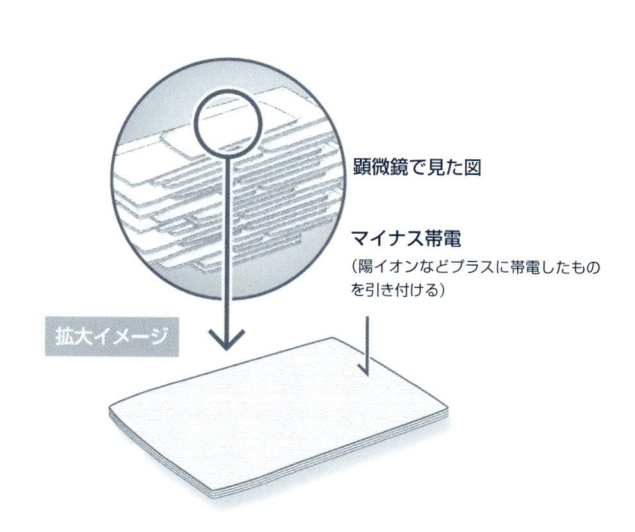

顕微鏡で見た図

マイナス帯電
（陽イオンなどプラスに帯電したものを引き付ける）

拡大イメージ

クレイの構造

Column 2		ミネラルの働き

最近、健康におけるミネラルの重要性が力説されるようになりました。私たちの疾病のほとんどはミネラル不足や、ミネラルバランスが崩れたことが間接的な原因となっている、という説もあるほどです。ミネラルはビタミン、酵素、他のミネラルなどと相互連携して働き、ホルモン、体液、免疫、神経、筋肉、皮膚、感情にまで影響を与え、からだとこころの健康を保っています。また、一般に有害とされるカドミウム、砒素などのミネラルは、多く摂りすぎれば問題ですが、微量は必要なものです。ミネラルについてはまだ解明しきれていないことも多く、これからの調査研究が期待されるところです。

ICA 国際クレイセラピー協会クレイセラピスト養成講座 Q&A より

Q　クレイにはアルミニウムが含まれるそうですが、そんな有害なミネラルを使って大丈夫ですか？

A　クレイの種類にもよりますが、多かれ少なかれアルミニウムが含まれます。アルミニウムというと、鍋から溶け出して脳内に入りアルツハイマー症の原因となる、という説など、あまりありがたい話を聞きませんから、「危険な金属」として有害視されてしまいがちで、このような質問が受講生からも挙げられています。人体に害を与えるものと心配されているのは、純粋な金属であるアルミニウム（Al）ですが、クレイに含まれるのは酸素が結合した酸化アルミニウム（Al_2O_3）、別名アルミナです。酸化アルミニウムは安定したミネラルで、人体への害は心配されていません。地下資源として採掘された酸化アルミニウム（アルミナ）を純粋なアルミニウムに変換するためには、多量のエネルギーを要するそうですから、アルミニウムは酸素と結合しているのが自然の状態と言えそうです。

クレイには、アルミニウム以外にも有害とされる重金属や農薬として利用される砒素などが微量ながら含まれることがあります。危険といわれるミネラルも人体にとって、ごくごく微量は必要です。また、クレイには重金属や毒素を吸収する作用があるので、クレイに含まれる有害ミネラルについても微量であれば適度にバランスして体内吸収されるものと考えられます。ただし、その量が突出して多ければ人体に与える影響が危惧されますから、その意味からも成分分析が重要となります。

　こうしたクレイの作用特性、メカニズムが、さまざまな産業に利用されています。

　現在のところ、全世界で生産されるクレイの用途はほとんどが工業用です。油田や地下水などの地下埋蔵資源を掘削するとき、ドリルで掘ったばかりの穴を維持するための流動的な半固体としてクレイペーストを活用します。

　また、地下に貯蔵される飲料水を農薬などによる汚染から守るために、クレイの層を貯水タンクの上に敷くといった活用方法が採られています。同じく、クレイの解毒作用を利用して、ゴミ処理場でも活躍しています。ゴミを廃棄する土地に深く穴を掘り、そこにプラスティック製のシートを敷いた上にクレイを敷き詰めてからゴミを捨てていく。こうすることで、廃棄物に含まれる有害物質、毒物をクレイが吸い取り浄化してくれるそうです。ゴミ処理場周囲の土壌、自然を守るためのアイデアです。

　そのほか、クレイはコンクリートの代わりに防水堤としても活用されます。湖や農業用水ダムなどのまわりにクレイの堤を築くことで、増水したときにクレイが吸水し、防水堤が強化されます。コンクリート製の防波堤は殺風景になりがちですが、クレイの堤なら植物が生育することができて、自然な景観を保てるというメリットもあります。

　ご存知のように、クレイはお茶碗、湯呑みなど食器をはじめとする陶器の原料でもあります。クレイペーストには可塑性があるため、水を含ませた粘土は手で容易にかたちづくることができ、高熱で加熱すると硬く固まります。この特性が、陶芸、塑像などアートのほか、タイル、レンガなどの建築材料としても利用されています。

　日本の伝統的な土壁もクレイを利用したものといえます。粘土に藁を混ぜ込み、バクテリアが増殖して藁を発酵させることによって、安定のよい土壁を作れるのだそうです。クレイでつくられた土壁は吸湿性、除臭性に優れ、夏は涼しく、冬は暖かい家を実現してくれます。最近では、こうしたクレイの特性を技術的に利用して、吸湿、除臭作用のあるペンキなどの塗料をはじ

め、建材、家具などにも利用されつつあります。

　ご存知のように、身の回りのトイレタリー用品にもクレイを加えた製品が登場しています。クレイパックをはじめ、クレイ石けん、クレイシャンプーなどのクレイを加えた洗浄剤、ローション、クリームなどのスキンケア用品、ボディパウダーやファンデーションなどミネラル化粧品にも応用されるほどです。クレイの膨張特性を利用したジェルも化粧品原料として商品化されています。

　こうして、古来さまざまなかたちで利用されてきたクレイの特徴的な作用特性は、今後あらゆる業界にて、ますます注目されていくでしょう。

SECTION 4　クレイの鉱物学上の分類

　クレイは採掘場所によって特徴が異なるため、クレイを一定基準で分類することが難しくなっています。一般に私たちが聞くクレイの名称は、発見採掘された場所の名前にちなんで名づけられた一般名称、商品名であることも多く、それらの名称には定義がありません。見た目は同じように見えても、作用特性がまったく異なるクレイも多くあるため、私たちユーザーは混乱しがちです。

　そこで定義の明確な分類方法として、鉱物学上の分類をご紹介しましょう。

　クレイの分子構造にはそれぞれ特徴があり、分子が連なりあってできる層の成り立ちを調べることで、グループ分けすることができます。これは鉱物学の定義によるもので、カオリナイト、イライト、スメクタイト、クロライト、バーミキュライトなどに分類されます。分析には、原子レベルまで拡大して確認できる高性能の電子顕微鏡と、X線回析が使われます。

　最もよく出回っている美容用・ヒーリング用のクレイは、鉱物学上の分類でいうと、カオリナイト（化粧品原料名として「カオリン」と呼ばれることもある）、イライト、スメクタイトの3種類です。これらのクレイは分子構造が層状になっています。

　参考までに、岩石の構造と比較すると、なぜクレイが軟らかく、水分を含みやすいのかが分かるでしょう。クレイの分子は横に層状に広がっている

のに対して、岩石の分子は縦横に網羅され、しっかりつながっています。このため硬くて粉砕しにくい丈夫な性質をもち、水分が入る余地すらないのです。

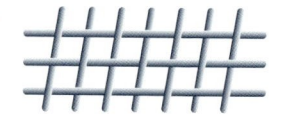

岩石は分子が、たて横につながっているので硬く、水が入る余地がない。

　下図はクレイの分子構造を分かりやすく表わしたイメージ図です。カオリナイトは層が少なく、イライトのほうが層が多く重なっています。スメクタイトはイライトに似た多重の層なのですが、この多重層と層との中間域にたっぷりと水分を保持して膨張する性質があります。この中間域には電気的な性質に関わらず、どんな分子も吸い取ってしまう強力な吸収作用があり、これがスメクタイト特有の性質となっています。

　層が多く重なるほどにクレイの作用は強くなります。カオリナイトよりもイライトのほうがその作用は強く、スメクタイトはイライトよりもさらに力が強い。クレイの作用が強いということは、ヒーリング用には効果的ですが、同時に皮膚への刺激も強くなる傾向があります。特にはじめてクレイを試す場合、あるいはスキンケアに利用する場合には、スメクタイトやイライトでは皮膚刺激を感じることがあります。作用が弱めのカオリナイトから試していくとよいでしょう。このように、クレイの鉱物学的な分類を知っておくことで、クレイの作用の強さが想定できるため、使用方法や目的にあわせてクレイを選びやすくなります。

　クレイは天然に採掘されるものですから、同じパッケージに含まれるクレイのなかに、純粋にカオリナイトだけ、あるいはイライトだけが100%含まれるわけではなく、「カオリナイト65%、スメクタイト12%」といったよ

カオリナイト　　　　イライト　　　　スメクタイト

H_2O

クレイの分子構造（イメージ図）
カオリナイト ＜ イライト ＜ スメクタイト　左から右への順序で作用が強くなる

うに、異なる種類のクレイが混ざっているのがふつうです。

　さて、みなさんはどんなクレイをお使いになったことがありますか？日本ではホワイトクレイ、グリーンクレイといった色によって名づけられたフレンチ・クレイや、カオリン、モンモリオナイトといった名前をよく聞くかもしれません。ここで、クレイの一般名称と鉱物学上の分類の関連性について説明しましょう。

　一般に「カオリン」と呼ばれるクレイは、カオリナイトを多く含むために、そのように呼ばれます。

　カオリナイトとは中国のカオリンの産地から名づけられたもので、陶器に利用されていました。今では世界のあちこちから「カオリン」と名づけられたクレイが採掘され、販売されています。

　「モンモリオナイト」と呼ばれるクレイは、フランスのモリオ火山で採掘されたことから名づけられたもの。鉱物学的にはほとんどがスメクタイトです。「モンモリオナイト」という名称が有名になったので、他の国や産地で採掘された、似たような性質のクレイを「アメリカ産のモンモリオナイト」「イタリア産のモンモリオナイト」などと呼んでいる場合もあります。「ベントナイト」もよく耳にする名称ですが、こちらはアメリカの採掘地域 Fort Benito にちなんで名づけられたもの。鉱物学上の分類配合は商品によって異なりますが、スメクタイトが含まれることが多いようです。

　また、クレイの色によって分類し、名づけているメーカーもありますが、色だけではそのクレイの性質は判断できません。白いクレイは必ずしもカオリナイトで吸収力はマイルド、などと決められないのです。白いクレイでも、

一般名称	鉱物学的分類	名前の由来
カオリン	カオリナイトを主に含むことが多い	中国のカオリンの産地から名づけられた
モンモリオナイト（モンモリロナイト）	スメクタイトを含むことが多い	フランスのモリオ火山で採掘された
ベントナイト	スメクタイトを含むことが多い	アメリカの Fort Benito 地区で採掘された
ガスール（ブラウンクレイ）	スメクタイトを含むことが多い	アフリカ、モロッコで古来から「洗い清めるもの」という意味で利用されてきた
ホワイトクレイ	カオリナイトを主に含むことが多い	白い色から名づけられた
グリーンクレイ	イライトを含むことが多い	灰緑色から名づけられた

カオリナイトが主役のこともあれば、スメクタイトが主役のこともあります。どのクレイも、X線回析によって鉱物学上の分類を確認することで、はじめてその特性が分かるのです。

SECTION 5　クレイに含まれるミネラル

　クレイは鉱物学上の分類のほか、含まれるミネラル成分を分析することでグループ分けすることもできます。クレイは各種ミネラル元素の集合体で出来ています。主成分はシリカ（ケイ酸）で、通常 40 ～ 60%ほど含まれます。このシリカは、結合組織の弾力性や回復力に作用し、皮膚の健康に大きく関与しているミネラルです。それ以外に含まれるミネラルとしては、カリウム、カルシウム、鉄、リン、アルミニウム、マグネシウム、亜鉛、銅、ナトリウム、塩素、マンガン等が挙げられます。いずれも酸化した状態で存在しています。トレースと呼ばれる測定限界値以下しか含まれない微量ミネラルまで網羅すると、実に多種多彩のミネラルが複雑に含まれていることに驚かれるでしょう。

　含まれるミネラルの成分構成によっても、クレイの特徴は変わってきます。体内に吸収されやすいミネラル成分を多く含むクレイは、クレイの作用

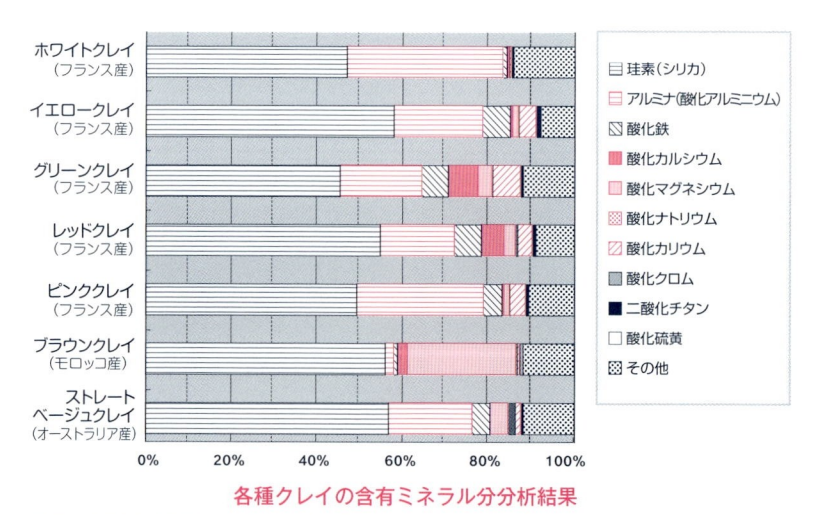

各種クレイの含有ミネラル分分析結果

※フランス産ピンククレイはホワイトクレイとレッドクレイをブレンドしたもの
※クレイの鉱物学上の分類、および、クレイに含まれるミネラル成分は採掘される場所によって
　分析結果に差があるためサンプルデータとして参照のこと

がより実感されやすいでしょう。また、鉄分を多く含むクレイを利用することで血中ヘモグロビンの活動が促進され血液循環が高まるなど、特定のミネラルの働きを意識して取り入れる考え方もあります。

どのような成分がどの程度含まれるクレイなのかを知ることは、そのクレイの特徴を最大限に生かして利用できるようになる基礎知識とも言えます。

鉱物学上の分類が同じであっても、含まれるミネラル成分構成はものによって異なるのが普通です。例えば、同じカオリナイトに分類されるクレイであっても、含まれるミネラル成分の種類やその構成は様々です。

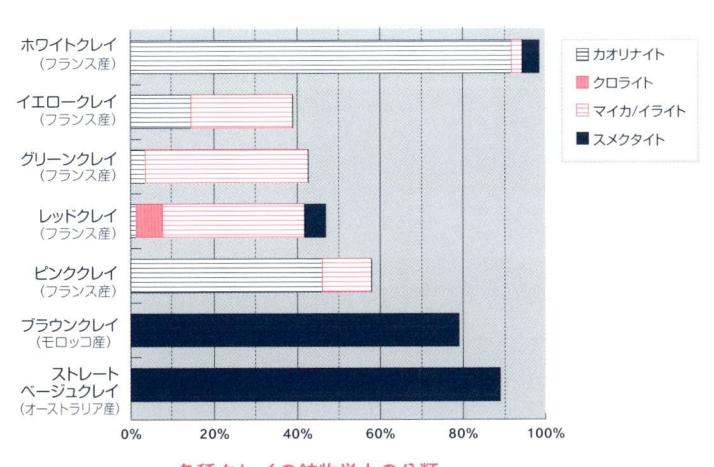

各種クレイの鉱物学上の分類

主要ミネラル

シリカ（ケイ酸）（SiO_2）	52.80 %
酸化マグネシウム（MgO）	23.20 %
酸化カルシウム（CaO）	5.00 %
酸化アルミニウム（アルミナ）（Al_2O_3）	2.95 %
酸化鉄（Fe_2O_3）	1.26 %
酸化カリウム（K_2O）	0.77 %
酸化ナトリウム（Na_2O）	0.48 %
酸化ストロンチウム（SrO）	0.38 %
二酸化チタン（TiO_2）	0.17 %
塩素（Cl）	0.14 %
酸化リン（P_2O_5）	0.06 %
酸化マンガン（MnO）	0.01 %
酸化クロム（Cr_2O_3）	< 0.01 %

微量ミネラル

バナジウム（V）	143.0 ppm
バリウム（Ba）	108.5 ppm
ジルコニウム（Zr）	67.0 ppm
亜鉛（Zn）	31.0 ppm
クロム（Cr）	20.0 ppm
セリウム（Ce）	14.6 ppm
ニッケル（Ni）	13.0 ppm
銅（Cu）	11.0 ppm
鉛（Pb）	6.0 ppm
コバルト（Co）	5.2 ppm

含有ミネラル分析例（モロッコ産ブラウンクレイの場合）

※成分分析により、これだけ多種類のミネラルが検出されています。

最近、パワーストーンが流行っているようです。水晶など地下から採掘される鉱物を、原石のまま、あるいはそれを磨くなどして加工したものが、あちこちで販売されています。クリア・クォーツ（水晶）、ローズ・クォーツ（紅水晶）、アメジスト（紫水晶）など、その色もまちまちで、それぞれに異なる波動、エネルギーをもつものとして、さまざまな「ご利益」が語られています。

人間が決めた石の意味やご利益が真実かどうかは別にして、石にはそれぞれ特有の波動、エネルギーがあることは私も実感しています。色にも波動があり、それが心理に影響するのと同じように。そうしたエネルギーが精微なかたちで私たちのこころ、魂、精神に影響を与える可能性を否定することはできないと思います。

クレイにも、クォーツ（石英）、マイカ（雲母）、カルサイト（石灰石）、ヘマタイト（赤鉄鉱）といった、パワーストーンでおなじみの鉱物が含まれることがあります。クレイもパワーストーンと同じように、地球のエネルギーを包含した"生きている鉱物"だと思うのです。そして、クレイセラピーでときどき垣間見る現代科学だけでは説明できない奇跡的な回復ケースは、きっとパワーストーンと同じような精微なエネルギーとの相乗作用によって引き起こされるのだろう、という気がしてなりません。

2

"Clay Therapy" as
a Natural Treatment.

自然療法としての
"クレイセラピー"

CHAPTER 2

自然療法としての "クレイセラピー"

SECTION 1 クレイセラピーとは

クレイセラピーとは、クレイをヒーリングに応用した自然療法です。英語圏では Pelotherapy（ペロセラピー）などとも呼ばれています。古来クレイを利用してきた先住民と呼ばれる人たちによる伝承的な利用法が世界のあちこちで伝えられ、今でも引き継がれています。さらに、最近は科学的な研究によって、メディカル・サイエンス（医療科学）として癒しの可能性が見直されつつあります。近い将来、現代科学の先端で有力な代替療法として注目される日も来るでしょう。

クレイセラピーと一口にいっても使い方はさまざまで、クレイのあらゆる作用特性を利用して、リラックス、デトックス、スキンケア、ヘルスケアなどに幅広く活用されます。

スキンケアであっても、単なる美容用の「泥パック」に限らず、ニキビや水虫、アトピー肌、感染症のケアなど、さまざまな用途、使い方ができます。準備も簡単なので、やけどや怪我など、とっさの場面でも役立ちます。ヘルスケアにおいては、腰痛、頭痛などの痛みを緩和したり、炎症を抑えたり、体内循環を促進して免疫の働きを助けたりする作用によって自然治癒力を向上させる働きが確認されています。

クレイはその使いやすさと安全性から、家庭でも安心して取り入れやすい素材です。生まれたての赤ちゃんから、からだの不自由なお年寄り、病気療養中の患者さんにも安心して使えるのがありがたいところ。もちろん動物にも同じ作用を及ぼしますので、ペットのケアにも大活躍です。

また、ハウスキーピング、家事におけるクレイ利用も便利で楽しいものです。

SECTION 2　クレイセラピーの歴史

　クレイセラピーの歴史を過去に辿ると、きっと私たちの祖先が原始人と言われていた時代にまで遡るのではないでしょうか。怪我をした動物たちが泥の水たまりで、傷をこすりつけたり、泥水を飲んだりする姿を見た人間が、その治癒力に驚いて、動物の真似をはじめたのでしょう。

　ペルーの森にマカウという鳥（金剛インコ）が住んでいます。この鳥は、クレイの解毒（デトックス）作用を利用して、毒性のある若い実を食べてしまう、という報告があります。この実は中が甘いのですが、表皮には毒性のある成分が含まれます。実が完熟すると毒性が失われ、動物たちも食べられるようになるのですが、このマカウという鳥は完熟する前から毒のある実を食べてしまうのです。森にある粘土質の壁をつついてクレイを食べることで、毒を解毒中和するという知恵を授かったようです。

　アマゾンに住む霊長類タマリンもクレイを食べます。タマリンのクレイ内服には、ミネラル成分補給という目的があったことが科学者の実地調査により明らかになりました。もちろん、クレイを食べることで毒素を吸収排出し、胃のなかの pH 値を調整するというメリットもあるのですが、タマリンの場合は、ミネラル含有量の高いクレイをあえて選別して食べていたのです。

　世界各国の先住民が長年クレイを愛用してきた歴史があります。外傷にクレイペーストを塗りつけたり、クレイを固めてボール状にしたものを食物がわりにしたり、クレイを妊婦に与えている部族もあるそうです。オーストラリアの先住民アボリジニは、クレイを外傷などの治療に利用するばかりか、クレイペーストをからだに塗って「ボディ・ペイント」を施し、聖なる儀式に欠かせないものとして利用してきました。アメリカン・インディアンにもお薬として利用されており、梅毒の治療にクレイを食べているという情報があります。中国では漢方の一部としてクレイが利用されています。モロッコでは伝統的にガスールと呼ばれるクレイが洗浄剤がわりに使われてきました。

　歴史上、文献に残されている記述としては、エジプト時代に死体をミイラ化した際、保存剤としてミルラ精油とともにクレイを利用したことが記載

されています。死体の防腐剤として使ったということはクレイの抗菌力を知っていたからで、古代エジプトではおそらく生きている人間にもクレイを利用したのでしょう。古代ギリシャでもヒポクラテスなどがクレイをヒーリングに使っていたといわれます。また、古代ローマでは、炎症、潰瘍、骨折、打撲等の治療、そして水浴を使った癒しの儀式にも使われていました。聖書にもクレイを治療に使ったとする記述が見受けられます。

19世紀にはドイツの牧師セバスチャン・クナイプが「ウォーター・セラピー（水療法）」の一部としてクレイを取り入れ、さまざまな病気の治療に成果をあげたことが数々の著書で伝えられています。クナイプ牧師の研究成果は弟子たちに引き継がれ、ヨーロッパ各地に伝えられました。

第一次世界大戦中にはロシアとフランス軍の師団が赤痢をクレイ内服によって克服したことが知られています。戦時中は死体処理が追いつかず、川などで腐敗した死体から赤痢菌が広がりました。マスタード（辛子）にクレイを混ぜ込んだフランス軍師団は、赤痢が蔓延する地域で戦いながらも赤痢に感染することがなかったそうです。同じ頃、アジアから広がったコレラの大流行に、ドイツのスタンプ博士がクレイを活用して成果を出しています。また、20世紀前半のスイスやドイツでは、当時不治の病とされた結核をクレイ湿布によって治す療法が医療に取り入れられました。熱めに温めたクレイ湿布を胸まわりにあてて、半日ほど放置すると奇跡的な回復がみられたそうです。

「非暴力、不服従」を提唱し、独立へと指導したインドのマハトマ・ガンジーも、クレイを利用していました。自身の便秘や頭痛、発熱に、また息子の外傷にもクレイ湿布を活用し、本質的に原因から根治できるホリスティック療法として信頼していたようです。

このように、クレイを「セラピー（療法）」として活用してきた歴史は古く、しかも世界のあちこちで同じような利用法がとられていたのは、とても興味深い点だと思います。20世紀には西洋医療学、新薬の発達により、こうした自然療法のすばらしさが見落とされて忘れられ、一部では迷信のように扱われてきました。そんななか、フランスをはじめとするヨーロッパでは、民間療法としてクレイが伝承されてきました。この数年、地球環境、社会経済

のあらゆる変化にともない、クレイのヒーリングパワーが改めて見直されつつあります。

SECTION 3　クレイセラピーの作用メカニズム

　Chapter 1の「Section 2　クレイのメカニズムと作用特性」で説明したように、クレイは幾重にも渡る層状になっており、表面がマイナスに帯電することから、プラスイオンなどプラスに帯電する物質を引き付ける吸着作用に優れています。

　からだにクレイを外用すると、この吸着作用が皮膚や細胞膜上で「浸透圧」となって作用します。これが、クレイセラピーつまり "療法" の主たる作用メカニズムと考えられます。

　クレイは水分と混ぜると「浸透圧作用」を起こして、体内の細胞膜から細胞内にある老廃物、毒素など不要物を引き寄せ、吸収します。不要物が必ずしもプラスイオンであるとは言い切れませんが、重金属、農薬などはマイナスイオンに引き付けられる性質をもつと考えてよいでしょう。

　こうした解毒（デトックス）作用とともに、クレイはそのミネラル分を人体に補給する働きもあります。一方では吸い取っておいて、一方では与えるという、一見矛盾するかのような現象は次のように説明されます。

　クレイの分子は下図のような四面体と八面体が結合して成り立っています。四面体の頂点は酸素、水酸基などのマイナスに帯電する元素、分子によって構成されていて、プラスイオンなどプラスに帯電する物質を引き寄せます。一方、四面体、八面体の真ん中にはマグネシウム、鉄、アルミニウムなどの陽イオンが位置していますが、これらの陽イオンは分子構造内に固定されており、通常は移動しません。また、クレイの層間や周囲には自由に動き回れる交換性の陽イオンが存在しています。

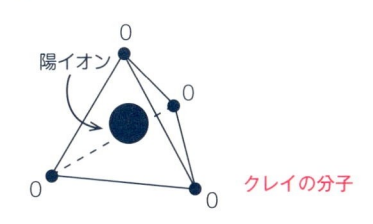

クレイを皮膚にあてたり、体内に吸収されたりすると、この陽イオンが体内にある、他の陽イオンと入れ替わるという現象が起きます。この現象は「陽イオン（カチオン）交換作用」と呼ばれ、クレイのミネラル成分が体内に取り込まれると同時に、体内の余剰物がクレイに吸い取られることを説明しています。この現象は陽イオン交換容量として計測することができ、クレイごとに交換できるミネラルや能力は異なります。ナトリウム、カリウム、マグネシウム、カルシウムなど有益ながら不足しがちな陽イオンが体内に取り込まれ、クレイセラピー後に体内のミネラル値が上がることも確認されています。

そのほか、クレイがアミノ酸を結合させるペプチド結合に関与している、という説もあります。ラボ実験にて、クレイ分子上ではペプチドがより多く生産されたことから、クレイがアミノ酸の結合を促進すると考えられています。たんぱく質もアミノ酸の集まりですから、クレイのこの作用が瘢痕形成作用や細胞組織の回復や増殖、あるいは免疫力亢進、ホルモンバランスなどにも広く影響していると考えられます。

SECTION 4　クレイセラピーがからだに及ぼす作用

こういったクレイのメカニズムが人間のからだにセラピーとして働きかける作用について、個別に検討していきましょう。

解毒（デトックス）作用 •

クレイの莫大な表面がマイナスに帯電しているため、プラスに帯電したものを引き寄せ、吸収し、体外に排出する働きです。クレイのマイナス（陰）帯電した表面が、体内にある過剰なプラス（陽）帯電した物質（重金属、老廃物、毒素など）を引き付け、吸収吸着することで解毒作用が働くと考えられます。皮膚表面にクレイをあてると、脂肪分や汚れ、それによる臭い分子等が除去され、肌を浄化できるのはこのためです。

マイナスイオンの効能については、昨今の電化商品をはじめとするマイナスイオンをうたった商品の台頭によって、広く知られるところとなりました。「マイナスイオン」と聞けば、「からだによいもの」というイメージが一

般的かもしれません。

　その一方で、マイナスイオン商品のメカニズムについては科学的根拠が十分でないケースもあり、賛否両論、議論があるようです。もともとは滝の落下などで水が微細な水滴に分裂するときに、周囲の空気が負に帯電する現象（レナード効果）をヒントに、「マイナスイオン効果」という和製英語がセールスポイントとして広がっていったのでしょう。たしかに森や滝の近くにいくと気持ちよいものですが、だからといって、「マイナス（陰）イオンはすべてよいもので、プラス（陽）イオンはすべて悪者である」と結論づけてしまうのは、ちょっと早とちりかもしれません。レナード効果と「マイナスイオン効果」の関係性、信憑性については、さらなる調査結果を待ちたいところです。

　わかっていることは、私たちのからだにとって、極端に多すぎると有害となる重金属や殺虫剤（農薬）等は、プラスに帯電していることが多い、ということです。ただし、有害なものがすべてプラスに帯電しているわけではありませんし、逆に、マイナスに帯電する塩素、フッ素もその量が多すぎれば、害になることがあります。ただ、現代のライフスタイルでは、プラスイオンを多く抱えがちなので、マイナスイオンで中和、バランスすることが望ましい、ということは言えそうです。

　ところで、クレイの作用でいう「マイナス帯電」は、こうしたマーケティング用語としての「マイナスイオン」とは異なる概念です。科学的にも、クレイの層表面が負に帯電し、プラス（陽）イオンを引き付けやすいことは認められています。この作用は分子構造によって強くなるため、カオリナイトよりもイライト、そしてスメクタイトのほうが解毒作用に優れます。

　また、スメクタイトにはマイナス帯電した層表面による吸着作用以外に、もうひとつ、吸収作用という独自の作用特性があります。スメクタイトの層間にある水分保有層には、マイナスだろうが、プラスだろうが、ニュートラルだろうが、どんな分子も吸収して抱え込んで離さない性質があります。このため、デトックス目的にはスメクタイト種のクレイが向きますが、私たちにとって必要な栄養素や成分までも吸収してしまう可能性がありますので、目的次第で使い方、あるいはクレイの種類を上手に選ぶ必要があります。

浸透圧作用が代謝を促進

　クレイの層表面がマイナスに帯電していることで、私たちのからだにもっとも影響すると感じられるのは、実は「浸透圧作用」ではないか？　と私は考えています。浸透圧作用とは中学時代に理科で勉強しましたね。半透膜の外側、内側の濃度を一定に保とうとする作用のことです。たとえば、塩を水に溶かすとナトリウムイオン（＋）と、塩素イオン（－）に分かれます。これらのイオンは大きすぎて細胞膜を通過することができない場合、細胞膜内にある水を細胞膜の外に移動させることで、細胞内外の濃度を一定に保とうとする現象が起きます。このとき見られる細胞膜の内側と外側の圧力の差が浸透圧です。

　クレイの場合は塩とは違い、水に溶け切って含まれるミネラル分が＋イオンと－イオンに分かれるわけではありません（一部が塩のようにイオン化するクレイもありますが、ほとんどのクレイは低伝導性です）。分子構造のまま水と同時存在するかたちになりますが、クレイの層構造により表面はマイナスに帯電しています。クレイ分子が細胞膜に触れると、細胞膜内のプラスイオンが引き寄せられ、細胞膜を通過することができる小さな老廃物等はクレイに吸収されるものと考えられます。

　同時に、クレイ分子は水分を吸収するため、細胞膜内の細胞液の量が減ります。そこで、細胞は血液やリンパ液などから新鮮な細胞液を吸収しようとします。このことから、体内循環が促進され、不要なものを排出し、新たな栄養やエネルギーを細胞に運び込む代謝スピードが速まります。

代謝促進作用から、抗炎症作用へ

　この代謝促進作用が、炎症や痛みを鎮静する作用につながっていると考えられます。

　炎症とは、細菌やウイルスなどの異物が体内侵入しようとしたり、外部刺激を感知したとき、からだがその異物・異常を排除して、もとの健康な状態に戻そうと働くプロセスです。異常のある部位に、戦士を蓄えた白血球をたくさん送り込んで、侵入してきた異物と闘います。戦士を送り込むために血流が増え、炎症部位は赤く腫れます。また、闘って死んだ戦士が溜まって

白い膿みが出ます。こうして異物と闘ったデータをもとに、その敵（抗原）を排除するための抗体（免疫グロブリン）をつくりだし、やがて異物を完全に退治する、というしくみです。これは私たちのからだが本来もっている免疫システムであり、自然治癒力です。

　クレイは炎症による腫れを鎮静するばかりでなく、白血球の働きを応援することで、からだの自然治癒力をサポートします。細胞膜内のプラスに帯電したイオンや老廃物などを引き寄せ、水分を吸収することで、細胞液の入れ替わりが促進されると、元気な戦士を抱えた新鮮な白血球が到着し、闘いやすくなります。

　クレイは炎症による腫れを鎮静するとともに、炎症のプロセスを応援することで回復スピードを速めます。

抗炎症作用から、鎮痛へ

　この抗炎症作用は、鎮痛作用にも関連していると考えられます。

　クレイ湿布やクレイバスなどを利用すると、まるでクレイが痛みを吸い取ってくれるかのような鎮痛作用を実感します。これは痛みの原因がほとんどの場合、炎症にあるためでしょう。炎症部分に滞留しがちな血液や老廃物などをクレイが吸い取ると、腫れが引いて痛覚神経への圧力が低下します。同時に、クレイの浸透圧作用が血液循環を高めるため、炎症の鎮静過程とともに痛みも鎮静していくものと考えられます。

　この作用は例えていうなら、炎症部分で起きている異物と白血球（免疫システム）との闘いにおいて、戦場を常にきれいにお掃除し、戦士たちが働きやすくすることで、痛みというストレスを排除してくれるようなイメージです。もしかすると、クレイの別の働き、たとえばアミノ酸結合促進作用などが脳内麻薬と呼ばれる神経伝達物質エンドルフィンなどの分泌を助けている、といった作用もあるのかもしれません。

水分滞留への作用

　水分滞留（うっ滞）にクレイが効果的なのも、同じく浸透圧作用のメカニズムから説明できます。細胞膜内に溜まって停滞している水分を吸収し、

血液とリンパ液の循環を促進するからです。

　さらに、クレイに含まれる鉄イオンがミネラル交換によって体内に入ると、血中のヘモグロビン生成を促し、増産された赤血球が血流循環促進に役立っているものと考えられます。

抗菌作用

　歴史のなかで、赤痢、コレラ、結核などの治療にクレイが内服利用されてきたことからも分かるように、クレイは細菌（バクテリア）に対して働きます。また最近のリサーチでは、腸内で炎症を起こしたインフルエンザに対しても効果を発揮することが示唆されたので、ウイルスに対しても働くと言えます。

　クレイは細菌やウイルス等の病原菌を減殺するというよりは、病原菌の活動を鈍らせ、鎮静すると考えられます。

　バクテリア（細菌）を退治するメカニズムとしては、次のような仮説が考えられます。

① 細菌が好む老廃物を除去することにより、細菌の栄養補給を阻害する。

② 細菌の細胞をクレイが覆うと浸透圧作用が起こり、細胞膜内の体液がクレイに吸い取られる。このことにより、細菌の呼吸・栄養補給・排泄に必要な運搬ルートが絶たれる。

　これまでクレイには菌の活動を抑制する「抗菌作用」はあるものの、クレイそのものが菌を殺す〈殺菌作用〉はないと認識されていました。ところが、最近のラボ実験で、ある種のクレイに殺菌作用があることが立証されています。見た目は類似した２種類のモンモリオナイトを使ったラボ実験において、片方のクレイだけにバクテリア（細菌）を殺す作用が認められました(Shelly E. Haydel, Christine M. Remenih, Lynda B. Williams, 2008)。

　このリサーチの動機となったのは、ブルーリ腫瘍という感染症をクレイで完治した、という報告を受けたためです。ブルーリ腫瘍は抗生物質にも耐性をもつバクテリア（細菌）による感染症で、現在のところ治療法がまったくありません。アフリカから発症しましたが、今では世界各地に症例が広が

っており、WHO でも世界感染のおそれが危惧されています。

　実験対象にはブルーリ腫瘍、MRSA（メチシリン耐性黄色ブドウ球菌）をはじめとする複数のバクテリア（細菌）が選ばれました。2種類のクレイのうち、1種類には抗菌作用は認められなかったのですが、もう1種類のクレイはブルーリ腫瘍の細菌を24時間以内に完全滅菌し、MRSA ですら細菌の減少が認められました。

　この実験を行った細菌学専門の科学者は、クレイには有機物質は含まれていないため、化学物質による殺菌作用の可能性は低いとコメントし、クレイの殺菌メカニズムについて次のような仮説が考えられるとした上で、「正解は不明、今後の研究が必要」と結論づけています。

① クレイには細菌の排泄物を促進する作用があり、細菌は自らが排泄した物質のなかで死んでいく（ワインやビールなど、アルコール醸造過程と同じ仕組み）。

② クレイ分子の中心に位置するフリー・鉄イオンが細胞膜内に入り DNA を破壊する。

※その後のリサーチで、鉄イオンが殺菌メカニズムに影響していることが分かりましたが、鉄イオンだけではなく、さまざまな条件が複雑に絡み合っており、一部の特殊なクレイにしか見られない現象のようです。

　このように殺菌作用をもつクレイが存在すること自体、大きなニュースといえます。非常に特異なクレイなのでしょう。実験に使われた殺菌作用のあるクレイは、既に入手困難となっているようです。

　このリサーチで興味深い点が2つあります。

　ひとつは、見た目そっくり、成分分析を行ってもほぼ同じである2つのクレイがまったく異なる性質をあらわしたこと。異なる地域から掘り出されるクレイは、現在の分析方法では区別できないユニークな特性があることが分かります。

　もうひとつは、クレイの殺菌メカニズムがこれまで認識されてきた化学物質による「殺菌作用」とはまったく異なる仕組みであろうと推察されること。科学者も想像しなかったような新たなからくりが発見されるのかもしれ

ません。科学の観点からも、また医療の観点からも非常に興味深いポイントです。

それでは、ウイルスについてはどのようなメカニズムが働くのでしょうか？

おそらくは細菌と同様、浸透圧作用によりウイルスが生きづらい環境を作り、そして免疫を強化することによって、未感染細胞に感染しにくくするという間接的な作用があるのではないかと考えられます。

化学薬物は病原菌に限らず、いわゆる善玉菌を含めた菌を殺し、人体にも打撃を与えますが、クレイは菌を生かしたまま中和・バランスするので人体へのダメージが少ない、といえるでしょう。また、「殺菌のメカニズム」もまったく異なるものと推測されます。クレイは異物（雑菌）の働きを鈍らせると同時に、免疫の働きをサポートし、人体の組織や細胞の回復も助けることで、自然治癒力をサポートするようです。このためか、クレイセラピーを行うと、化学薬物による治療よりもかえって回復が早く感じられることもあります。

瘢痕形成作用

クレイを損傷した皮膚にあてることで、瘢痕形成（皮膚の回復・生成を助ける）作用が実感できます。クレイには皮膚組織や細胞の再生を促進し、回復を助ける作用があるようです。これは、ミネラル交換によって必要なミネラルが皮膚内に吸収されること、そして、クレイがアミノ酸のペプチド結合を促進することから、説明できます。また、浸透圧作用によって皮膚の余剰な脂分を吸い取り、皮膚のオイルバランスを調整することも間接的に瘢痕形成をサポートしているでしょう。

外傷にクレイを使うと、化膿を引き起こしたり、跡を残したりすることなく、早く傷が完治します。こうしたクレイの働きを美容、スキンケアに応用することができます。

ミネラル補給

クレイに含まれる天然のミネラルを体内に取り入れることができます。クレイは不要なものを吸収して排出するものなのに、同時にミネラルを供給

する、という点が不思議に感じられるかもしれません。からだに悪いものを排除して、よいものを与える。そんな都合のよいことがあるのだろうか？と。科学的には、陽イオン化したミネラルが体内に入る「陽イオン（カチオン）交換作用」として説明されます。そのメカニズムや、体内に入るミネラルの量については詳しく解明されていませんが、クレイに含まれるミネラルが人体に影響を及ぼすことは明らかとみてよいでしょう。

免疫促進作用 ・・・・・・・・・・・・・・・・・・・・・・・・・・・・・・・・・

　クレイには免疫系の働きをサポートする作用があるようです。その原因としては、クレイに含まれる鉄分がミネラル交換により体内に吸収されてヘモグロビンの生成を助けるのをはじめ、その他のミネラル分も間接的な影響を及ぼしているかもしれません。また、クレイが老廃物・毒素を吸収するので体内循環が高まり、肝臓の負担が軽くなることが考えられます。クレイがアミノ酸のペプチド結合を助けることも、なんらかのかたちで免疫力を高める作用に関与している可能性も推測されます。

SECTION 5　自然治癒力について

　病気を患ったり、怪我をしたとき、どんなに効果的なお薬を使っても、優秀なお医者さんの手術を受けたとしても、最終的にトラブルを治し、健康を取り戻すのは自分自身です。私たちのからだには、健康を維持しようとする自然の働きが備わっており、それを「自然治癒力」と呼びます。

　細菌による感染症にかかっても、今では抗生物質を摂取すればたいていの病気は治ります。しかし、病気を治しているのは抗生物質ではなく、私たちのからだそのもの、つまり自然治癒力なのです。抗生物質は細菌を退治する役割として大活躍してくれますが、細菌軍が勢力を失い鎮静化していく間に、私たちの免疫システムは抗体をつくり、細菌を完全に抑制する体制を整えていきます。その証拠に免疫が正常に働かない病気にかかっている人には、抗生物質だけ与えても病気は治らないのです。どんなに強力な薬も、優れた外科手術も、自然治癒力なしには治癒しない、ということです。

　クレイには強力な殺菌作用もありませんし、外科手術のような物理的変

化を起こすものでもありません。ただ吸収吸着作用により浸透圧作用を起こし、それによって体内循環を促進することから、免疫システムの働きをサポートします。また、ミネラル補給やアミノ酸結合促進作用によっても、間接的に自然治癒力を応援しているのです。

　クレイセラピーは、自らのちからで健康な状態を維持しようとする、私たちのからだの働きを高める自然療法といえます。

3

Clay Therapy Practice

クレイセラピーの
実践

クレイセラピーの実践

SECTION 1　ヒーリング用クレイの選び方

　ヒーリングに利用するクレイは、肌に直接つけるものですから、その安全性を確保することが大変重要です。特に、農薬や放射能などに汚染されていない地域から採掘されたものであること、重金属や毒性のある成分が高濃度で検出されていないことが重要ポイントになるでしょう。

　クレイの乾燥方法にも注意を払いたいところ。オーブンなどで高温乾燥されているクレイは工業用なら問題ありませんが、ヒーリング用のクレイとしては要注意です。クレイは高温にさらされるとミネラル分や層の構造が変質し、クレイの恩恵を失ってしまうことがあります。陶器はそうした加熱による変質するクレイの特性を利用したものです。陶芸釜の温度は摂氏650〜1300度の間に設定されます。アメリカのリサーチによると、ある種のクレイで、摂氏550度までは加熱しても抗菌作用が消滅しなかったが、摂氏900度で加熱すると抗菌作用がなくなったという報告があります。個人的な体験でも、オーブンで高温乾燥されたクレイは、肌に乗せてもただ乾燥させるだけに感じられたことがあります。

　科学的にはオーブン乾燥であっても低温乾燥されていれば問題ないはずです。しかし、クレイが太陽エネルギーを吸収するという説にこだわるなら、日光エネルギーを吸収した日干し乾燥が理想的といえそうです。なお、クレイが太陽エネルギーを吸収するという説に科学的な根拠は見当たりません。が、日光によりクレイが活性化するという考えは、クレイセラピストのなかではごく自然な感覚として受け入れられているようです。

　さらに、ヒーリング用クレイの条件として、成分分析がなされているかどうかは重要ポイントになるでしょう。鉱物学上の分類や、ミネラル成分構成が明らかになっていると、そのクレイの作用の強さや特徴が推測でき、おのずと用途や使い方も分かってきます。特に、カオリナイト、イライト、ス

| Column 4 | 陶芸用粘土とヒーリング用クレイの違いについて |

陶芸用の粘土との違いについて、ＩＣＡ国際クレイセラピー協会クレイセラピスト養成講座を受講中の陶芸家の方にお話を伺ってみました。

- 陶芸用の粘土はウエットな状態の陶土を使用しますが、粉末の状態ですと見た目はほとんど変わりません。ヒーリング用クレイと同じく、パウダー状、細かめ、粗めと粒子の違いがあり、造形や焼き方に応じて選択します。また、陶芸用の粘土も含まれている鉄分により、様々な色があります。
- 皮膚に塗った状態の違いを比べてみました。全体的に陶芸用の方が乾燥は速いようです。かなり手は荒れます。ヒーリング用クレイでのハンドケアが役立ちそうです。
- 手触りは粉末の状態では変わりません。ウエットな状態ですと、陶芸用の方が粘りが強いです。
- 陶芸用の粘土はペーストにして寝かすほどバクテリアの増殖で粘りが増し、可塑性が高まります。通常、水に混ぜて3日間ほど寝かしてから、利用します。

興味深いのは、"陶芸用ではバクテリアの増殖によって、粘土の可塑性を高めている"という点です。ヒーリング用クレイでは、基本的にバクテリアが繁殖しにくいことが必要条件になります。傷口やお肌に直接つけるものですから、バクテリアが体内に入ってしまっては困るからです。クレイの種類によっては、もともとバクテリアが育ちにくい抗菌作用をもつクレイもありますし、純粋なクレイだけに振り分けて乾燥させることで、できるだけバクテリアが繁殖しにくい環境をつくります。これに対して陶芸用では、あえてクレイの純度を上げず、バクテリアの混ざった粘土を利用することで、バクテリアに発酵という仕事をしてもらいます。バクテリアのおかげで、可塑性が高まって自由なかたちを成形しやすくなり、また、焼成したとき丈夫で滑らかな表面などを実現させることができるのです。

　メクタイトの比率は把握しておきたいものです。

　ところで、アロマセラピーの精油などでは、「ロットごとの成分分析」によって安全性、特性が確認されますが、クレイの場合は「ロット」という考え方が馴染まないようです。同じ産地の同じ場所で掘っても、掘り出す場所がわずか1メートルでも違えば、含まれる成分が微妙に異なります。精油のように「年ごとに成分が違う」といった性質ではないためです。

　このため、手元のパッケージに含まれる正確な成分分析結果を知ることはできませんが、産地ごとの成分分析はサンプルデータでもよいので確認し

ておきましょう。

　すべての条件を満たすデータを入手することは難しいかもしれません。しかし、こうした安全性、乾燥方法にも配慮が行き届き、成分分析データを公開しているメーカーの商品は、やはり安心して使えるものと思います。

SECTION 2　クレイセラピー注意事項

　クレイセラピーには、アロマセラピーのような難しい禁忌はほとんどありません。誰にでも安心して簡単に使えるシンプルさがクレイセラピーの長所でもあります。

　しかし、クレイを扱うに際して覚えておきたい注意点がいくつかあります。簡単なことですので、ぜひ覚えておいてください。

① 金属との接触を避けましょう ・・・・・・・・・・・・・・・・・・・・

　クレイを長時間、金属に触れさせておくと、クレイが金属表面を侵食し、金属が酸化して錆びてきます。錆びはじめるまでの時間は、湿気、金属の種類などにもよりますが、私の経験では一晩で金属版が錆びだしたことがありました。ふつう錆びない といわれるステンレスですら、数カ月クレイと直接触れさせていたら錆びてきたほどです。

　「錆び」という現象は金属が酸化して起きるもので、水と酸素が必要条件になります。乾燥したクレイパウダーなら大丈夫と思われるかもしれませんが、粉状の乾燥したクレイであっても空気中の湿気を吸い取る性質があるため、やがては金属を侵食し、錆びさせていきます。

　このことから、次のような注意が必要となります。

- クレイの保存には金属素材の容器を使わないようにしましょう。保存にはガラス容器かプラスティック（PET 容器）が適します。
- クレイをかき混ぜるスプーンなどは、使ったあとにすぐに洗い流すのであれば金属製でも大丈夫です。指輪やイヤリングなどの金属製アクセサリーについても同じことで、付いてしまったクレイをすぐに水で洗い流せば問題ありません。

- 体内に金属が入っている方は、その部位にクレイを使わない方がよいといわれます。骨折したときに入れたボルト、心臓のペースメーカー、避妊リング等がこれに当たるのですが、私は経験から少し異なる見解を示しています。

- まず、ボルトについて。最近は錆びにくい二酸化チタン製などが使われるようですし、クレイと直接触するわけでなければ、クレイを使っても問題ないでしょう。ペースメーカーもチタン製のものが多くなっていますが、心臓サポートという大切な役割をしている精密機器です。万一、クレイのミネラルがペースメーカーの電気信号伝達の邪魔をしてしまっては命とりになりますので、大事をとって胸部にはクレイを使わないほうがよいと考えます。避妊リングについては、膣のなかにクレイが入ってしまうような使い方、たとえばクレイバス、膣へのクレイパウダー、ビデがわりのクレイ水といった使い方は避けたほうがよいでしょう。

- クレイ歯磨き粉という、我が家お気に入りの使い方がありますが、この場合、銀歯や金歯は大丈夫なのか気になるところです。私も銀歯がありますが、歯なら毎日観察していれば錆びてきたかどうか目で見て確かめられるだろうと思い、10年以上クレイ歯磨き粉を使ってきましたが、問題ありませんでした。口のなかは唾液が循環しているので、クレイが金属にとどまる時間が短く、酸化が起こる前に口内から排出されるのだろうと考えています。

- クレイをお風呂に入れるクレイバスを行うときは、金属部分への配慮が必要と考えてきました。特に、自動循環式（追い炊き式）のお風呂の場合、風呂釜（お湯を温めて循環する部分）の金属を錆びさせるリスクを考慮して、クレイバスを控えたほうがよいとお伝えしてきました。しかし、錆びの主な原因は硫黄成分であることが分かりましたので、硫黄成分を多く含むクレイ（例：アフリカ産ブラウンクレイ等）を除けばクレイバスをお楽しみいただけます。念のため、クレイバスのあとは翌日までお湯を残さず、使用後にはお湯を落とし、浴槽を軽く洗ってください。

陶芸に使われることからも分かるように、クレイは加熱すると性質が変わります。水を加えて整形した陶器が高温の釜に入れて焼かれると固くなるように、熱によってなんらかの変質が起きることは明らかです。そのため、ヒーリング用のクレイを扱う際には、摂氏40度以上に加温しないこと、加温するとしたら一度だけにすること、といった説が聞かれます。しかし、実際には摂氏100度程度の熱で変質が起きるとは思えません。あるリサーチによれば、摂氏550度までは加熱してもクレイの抗菌作用が変わらず確認されています。が、抗菌作用以外のクレイ特性が加熱によって失われるかどうかは分かっていません。クレイを加熱するとしたら、クレイ湿布など、肌にあたったときに心地よい体感を配慮して、人肌程度に温めれば十分です。極端な加熱は避けた方がよいでしょう。

使用後のクレイは再利用せず、シンクに洗い流すか新聞紙等に包んでゴミ箱に捨ててください。再利用しても大した作用は望めませんし、使用方法によっては雑菌繁殖のおそれもあります。

「自然の土なのだから、使い終わったクレイは地球（土）に還してあげたい」という声がICA国際クレイセラピー協会クレイセラピスト養成講座の受講生から挙がりました。お気持ちは分かるのですが、雑菌繁殖や感染のおそれのあるものを放置するわけにもいきません。使用済みの絆創膏や傷口にあてたガーゼを再利用したり、庭に放置したりしないのと同じ倫理です。特に、日本のように人口が密集した地域では「還す場所」を限定隔離し、適切な廃棄処分が必要になってきます。これが人口密度の低い、広大な土壌が広がる地域ならば、使ったクレイをそのまま土壌に放置しても、また長い年月をかけて、自然と地球に戻っていけるでしょう。

本来は土壌にとってかけがえのない栄養となる糞尿と比較すると分かりやすいでしょうか。土に還せば植物の栄養となりますが、都会でみんなが家の庭に糞尿を撒いたら汚臭や病気の感染など、さまざまな障害が起きてしまいます。

　ゴミ箱に捨てられた使用後のクレイの運命に思いをはせてみました。ゴミ処理場に運ばれて、焼却炉で燃やされて…、やがては土に還っていくのです。ルートが違うだけだったのですね。

　さて、お風呂にクレイを入れて入浴するクレイバスの処分についてはどうしたらいいでしょうか？

　「にごり湯」程度のクレイバスでしたら、そのまま排水溝に流して構いません。クレイバスを繰り返すうちに、排水溝の悪臭が消えた、という報告もよく聞きます。もしも、泥水になるくらいキロ単位のクレイを使用した場合には、排水管が詰まらないよう配慮が必要です。入浴後、しばらくクレイバスを放置して、底に沈んだクレイのみ取り除いて新聞紙などに包んで捨てた方がよいでしょう。

④ 体調の変化が出たらどう対応すべき？・・・・・・・・・・・・・・・

　クレイを使用しはじめると、痛み、痒み、腫れ、発疹、吐き気等を経験する方がまれにいます。不快な症状が起きた場合には、一旦使用を中止し、症状が落ち着いてしばらくしてから使用量・使用頻度を減らして再度試してみましょう。

　また、だるさ、疲れ、眠気などを感じた場合には、「からだが休養を必要としている」サインだとみなして、クレイセラピーを行いながらゆっくりと休息をとりましょう。

　ときに、クレイセラピーを行ったことで、気分の落ち込み、悲しみ、怒りなど、感情的になることがあります。これも抑制されていた感情が自然と湧いてきたものと考えて、押さえ込むことなく、その感情に向き合い、手放してあげてください。

⑤ パッチテストについて・・・・・・・・・・・・・・・・・・・・・

　クレイはどんな使用方法でも、必ず使用前に、使おうとするレシピでパッチテストしてください。アロマセラピーに使う精油では、ふつう24時間様子を見ると言われますが、クレイの場合は5分ほど放置すると、ほとんどの場合、刺激性が判断できます。

皮膚刺激は、ピリピリ、チクチクした刺激感のほか、ムズムズするかゆみなど、違和感として感知されます（クレイが肌を引っ張るようなツッパリ感、ドクンドクンと脈を打つような感じは異常ではありません）。すこしでも違和感を察知したらすぐにクレイを洗い流して、ホホバオイルなどのキャリアオイルを塗ることが大切です。クレイを洗い流した後に赤く腫れていたり、炎症を起こしていたり、カサカサと乾燥している場合には、そのレシピでは強すぎたと判断してください。キャリアオイルをたっぷり塗って、しばらく放置すれば肌の状態は自然と回復するでしょう。次にトライする際は、クレイの作用が弱めになるように調整します。また、一度お肌に異常が出た場合には、次回まで少なくとも3日は間を空けるようにしましょう。

SECTION 3　クレイの保存

　クレイは湿気を吸収しやすく、使用前に湿気を吸収すればするほど、クレイの働きは弱くなります。また、匂いを吸収しやすくもあります。クレイの近くに精油（エッセンシャルオイル）や香水などがあると、その匂いを吸い取る可能性があります。

　そのため、クレイはしっかりとフタをして密閉し、湿気を避けて保存することが大切です。万一、湿気を吸いすぎてしまったら、太陽光にあてて乾燥させましょう。

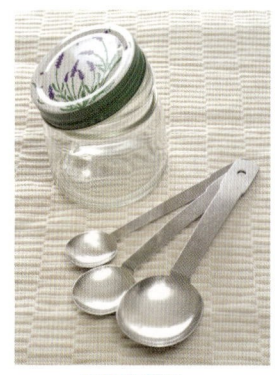

NG な道具

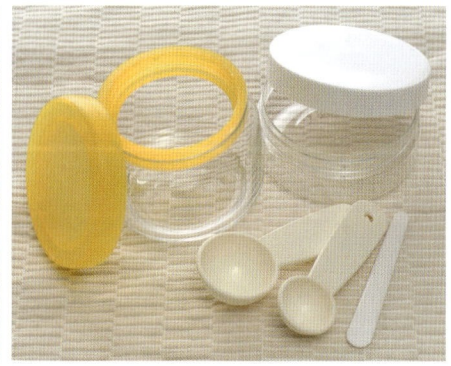

OK な道具

　保存にはガラス容器かプラスティック容器を利用しましょう。金属の容器は錆びてしまうので適しません。プラスティック容器はクレイに侵食されるので保存用に適さないという説もありますが、PET 容器なら大丈夫です。ビニール袋もプラスティック製（ポリエチレン）です。一時的にビニール袋で保存しても問題ありませんが、できれば長期保存は避け、ガラス容器、PET 容器等に移し替えた方がよいでしょう。

　保存する温度は真夏であっても室温で問題ありません。冷蔵庫に入れる必要はありませんし、冷蔵庫に入れると冷蔵庫の匂いを吸い取ってしまいます（除臭剤として利用できます）。

　日光にあてるとクレイのエネルギーが活性化するという説がありますが、乾燥状態を維持するためにも日光にあてるのはよいアイデアです。透明な容器に入れて陽のあたる窓際に置いておくとよいでしょう。

　クレイペーストの保存については、できるだけ避けた方がよいでしょう。クレイペーストの保存も可能ではありますが、放置するほど作用が弱まりますから、使う分だけ作ることが大原則です。作り置きしたい場合には、密閉できる容器でフタをして冷暗所で保管のうえ、1 週間をめどに使い切ってください。1 週間以内であっても、異常が確認された際には廃棄処分してください。レシピによっては、加えた素材が酸化して異臭が発生する、またカビが生えることがあります。

SECTION 4　やってみよう！　クレイセラピー

　おうちで簡単に試せるシンプルなおすすめメニューを 4 つ選んでみました。効果も実感されやすく、一度試したらクレイのとりこになりそうな代表的な使い方です。クレイは初めてという方にも気軽にチャレンジしていただける、クレイセラピーの実践法をご紹介していきます。

① クレイボディパウダー

　クレイの粉をそのまま使う、もっともシンプルなクレイセラピーです。クレイをそのまま、ベビーパウダーの要領でお肌にパタパタとたはたくだけ。

ぜひ試して、クレイを感じてみてください。

　この使用法では、クレイの吸水作用を主に利用しますので、汗をかきやすい夏場に登場することが多いでしょう。汗ばみやすい首まわりにはたいておけば、あせも対策になります。においの気になるわきや足にも有効です。クレイが余剰な水分を吸収してくれることで、雑菌が繁殖しにくくなり、臭いも気にならなくなります。湿った皮膚に繁殖する水虫（白癬菌）も抑える作用もあります。

　コットン・パフなどを使って粉をたっぷりとり、皮膚に直接パタパタつけてください。多少まわりに粉が飛び散ることはありますが、床に散らばったクレイパウダーも手足につけちゃいましょう。皮膚上に乗せやすくするために、コーンスターチ（食用の片栗粉）をすこし混ぜてもいいです。

クレイパウダーの作り方

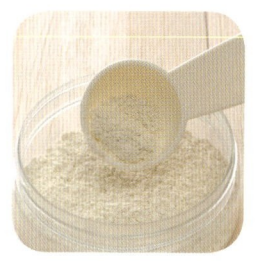

① クレイを半量、容器にとります。

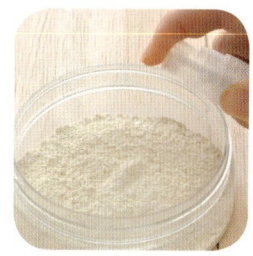

② スプレー容器に入れた精油ブレンドをクレイの上にまんべんなく噴きかけます。

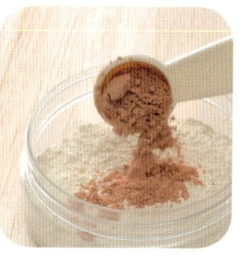

③ 残りのクレイを足します。お好みで、他種類のクレイを加えてもOK。

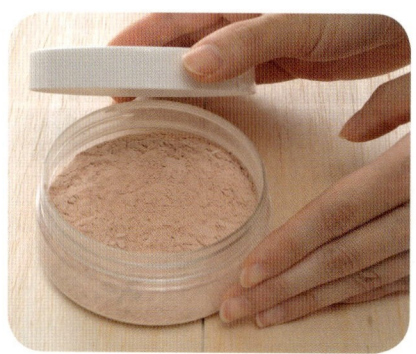

④ フタをしてよく振り混ぜればできあがり。

　使うクレイは、カオリナイトが主成分のホワイトクレイが適しているでしょう。クレイの吸収作用が強すぎると、ヒリヒリと皮膚刺激を起こしたり、かゆみを引き起こしたりすることもありますから、カオリナイトのように吸着作用がマイルドなクレイが適します。また、クレイに色がついていると、服やじゅうたんなどに色がついてしまうことがあります。クレイの色は洗濯すれば落ちますが、その日に着ていく服がお出かけ前に汚れてしまうのは残念ですから。ホワイトクレイでも黒っぽい服には粉が白く残ることがありますが、はたけばそんなに気にならないでしょう。

　クレイパウダーに香りをつけたい場合には、ドライハーブを使う方法がシンプルです。ラベンダー、ローズマリーなどのドライハーブをホワイトクレイの中に混ぜ込み、1日くらい放置すればハーブの香りがクレイにほんのり移って、うっとりいい香りです。ふるいでドライハーブを濾せば、香りつきボディパウダーの出来上がり。ふるいの中に残ったドライハーブにはクレイパウダーがまみれていますので、それを布袋などに入れれば、虫よけ&除臭バッグとしても活用できます。洋服ダンスに吊るしたり、下駄箱や靴の中に入れたり。楽しく工夫してみましょう。

　クレイパウダーに精油を加えたい場合には、精油をそのままクレイに滴下するだけではダマになりがちなので、精油ブレンドをスプレー容器に入れてクレイに噴きかける方法がおすすめです。（前頁クレイパウダーの作り方②参照）精油の濃度はクレイパウダーの容量に対して、1%以下で十分でしょう。

② クレイフェイスパック

　クレイを使ったフェイスパックは、その優れた美容効果からエステでも取り入れられるほど。それぞれの肌質、季節に合ったレシピを工夫すれば、自宅でもエステ並の結果が得られる優れものです。クレイの吸収吸着作用で毛穴の奥深くまでディープ・クレンジング。ニキビや吹き出物を鎮静させつつ、皮膚の脂分を調和させます。同時に、皮膚細胞を活性化させ、血行循環を高める手助けをし、皮膚全体を健康的な状態に引き上げます。お肌を引き締めてリフトアップ、弾力を高め、色艶をよくすることで、美白作用も見られます。

クレイフェイスパックでは、クレイの粉を水分で溶いてペースト状にしたものを使います。クレイペーストの作り方、レシピの応用範囲は広く、個別の肌質・ニーズに合わせて、適するクレイを選び、レシピを工夫するところに特有のコツ、楽しさと難しさがあります。私自身もはじめてのフェイスパックでは悲惨な結果を体験していますし、クレイフェイスパックを経験した方が「肌がひどく乾燥した。あんなものは二度とやらない」と否定的な感想を漏らすことがありますが、それはクレイパックについての情報が少ないためではないかと思います。

まず、フェイス用のクレイパックをはじめて行うときは、スメクタイトやイライトなど作用の強いクレイ成分が多く含まれるクレイは避けてください。最初からスメクタイトでも OK という方もいますが、敏感肌、乾燥肌の方は特にご注意ください。また、カオリナイトが主成分であっても、pH 値の高いカオリナイトや、オーブンで高温乾燥されたカオリンを使うと、「乾燥させるだけ」の結果に陥ることがあります。

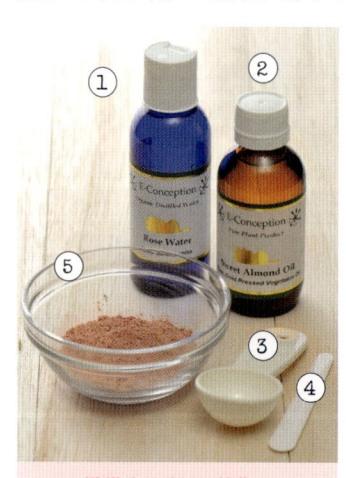

準備するもの（例）
①アロマウォーター
②キャリアオイル
③計量スプーン
④スパチュラ
⑤クレイ

はじめてのクレイフェイスパックに最も適しているのは、フランス産のピンククレイです。これは、カオリナイトが主成分のホワイトクレイに、しっとりした感触の火山灰系レッドクレイを少しだけ混ぜたクレイです。皮膚へのあたりがとてもマイルドで、刺激を起こしにくく、その一方で皮膚の弾力性をあげたり、収斂・リフトアップ作用も持ち合わせている、スキンケアに適したクレイといえます。ピンククレイは乾燥した粉末の状態では、かわいらしいパステル・ピンク色をしていますが、水分を加えてペースト状にすると、赤みが強まってレンガ色に近くなります。

　クレイペーストは顔に塗っても落ちてこない、マヨネーズ程度の硬さが理想的です。30 グラムのクレイに対して、水分 20 ミリ程度がよいようです。見た目のカサにして、クレイ 2 に対して水分 1 くらいの割合を目処にペーストを作ってみてください。ゆるすぎるようならクレイを足し、かたすぎるようなら水を足します。

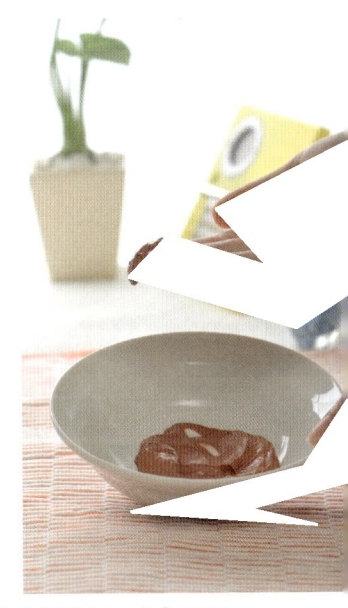

　クレイのレシピはメスシリンダーやはかりなどで正確に計量してもあまり意味がありません。クレイの種類や採掘場所によっても、また、そのときの湿度によっても吸水率が変わりますから、画一的に数値化できないのです。また、季節やその日のお肌のコンディションに合わせて、すこしゆるめにしたり、かためにしたりという調整もできます。目安として、大さじ、小さじを利用し、あとは五感で柔軟に判断して、かたさを調整していきます。

　ピンククレイがいくらマイルドでも、これを水に溶かしただけのシンプル・レシピでは、初めての方にはちょっとリスキーです。ピンククレイを水に溶いてペースト状にしたあと、ホホバオイルなどの植物油（キャリアオイル）を少し加えることをおすすめします。植物油が皮膚あたりを和らげ、クレイの刺激性を緩和しながらも、クレイの作用を邪魔せずに保湿してくれます。それでもパッチテストで刺激が出るようでしたら、はちみつを加えてください。はちみつは皮膚をやさしく包んで保湿してくれます。はちみつアレルギーがある方は、メイプルシロップ（かえでなどの糖蜜）で代用してもよいでしょう。植物油やはちみつの量は、クレイペースト全体の 5 ～ 20％ 程度の間で調整してください。最初は多めに、クレイパックに慣れてきたら少なめにしていきます。

　なお、クレイペーストに使う水分は、水道水でも大丈夫です。もちろん、精製水、浄化フィルターを濾した水、ミネラルウォーターを使ってもいいですし、水のかわりにアロマウォーター（芳香蒸留水、ハーブウォーター、フラワーウォーター）を利用して、アロマセラピーの効果を取り入れることも

できます。ハーブの抽出液（ハーブティー）を代わりに利用すれば、クレイ＆ハーブ療法を併用させることになります。フラワーエッセンスやクリスタル（パワーストーン）の波動を加える方法もあります。自由な発想で遊んでみましょう。

　一点だけ注意事項があります。クレイペーストを使ったフェイスパックの前後に石けん洗顔はしないほうがよいです。石けん洗顔とクレイパックを併用させると、極端に肌が乾燥しすぎたり、アレルギー反応が起きることがあります。クレイパックには十分な洗浄作用がありますから、石けん洗顔は必要ありません。併用が必要な場合には、タイミングをずらします。クレイ

フェイスパックの作り方

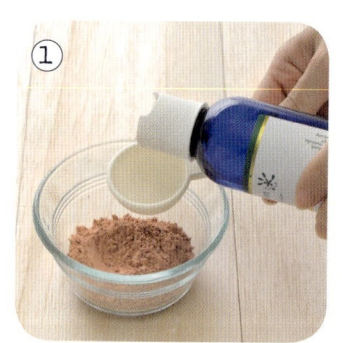

① クレイを計量し、アロマウォーター（水分）を加えます。

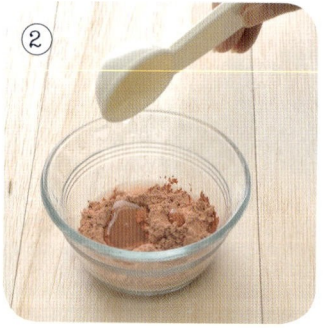

② クレイが水分を自然に吸収するのを待ちます。

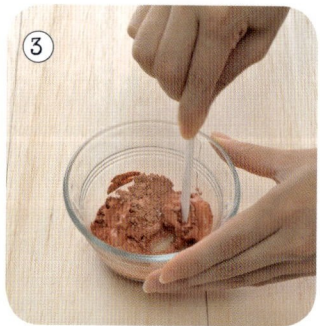

③ かき混ぜて、なめらかなペースト状にします。

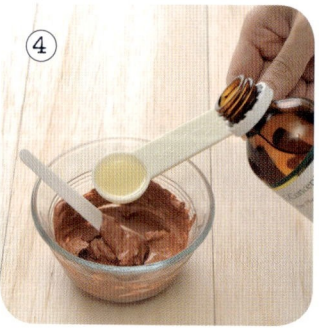

④ キャリアオイルを加えます。

パックに慣れてくると、石けん洗顔と併用しても問題なくなりますが、最初の頃はご注意ください。

　お化粧しているときは、クレンジングでメイクを落としてから、石けん洗顔のかわりにクレイパックを行ってください。クレンジングの際、オイル系クレンジングを利用される場合には、ティッシュなどでお肌の上に残ったオイルをふき取ってから、クレイパックを行います。

　ピンククレイで試してみたあと、物足りないようであれば、少しずつ作用が強めのクレイを試していきましょう。クレイの作用強度については、感じ方に個人差がありますし、作用の方向性もクレイによって異なります。だいたいの目安として、次のような順序で試すとよいでしょう。

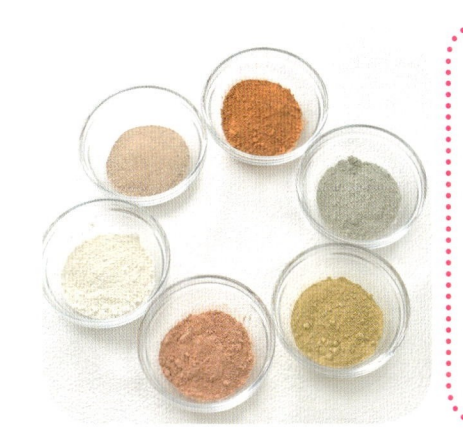

ホワイトクレイ
↓
レッドクレイ
↓
イエロークレイ
↓
グリーンクレイ
↓
ブラウンクレイ
（アフリカ・モロッコ産）
↓
ストレートベージュクレイ
（オーストラリア産ベントナイト）

クレイフェイスパックのコツ

　用意したクレイペーストを顔に塗る前に、少しだけ指先にとって、首やあごなどにつけてパッチテストします。もし、このとき刺激を感じるようなら、はちみつか植物油の量を増やしてレシピ調整してください。

　クレイフェイスパックの直前に毛穴を開かせておくと、より効果的です。蒸しタオルを利用するなど工夫してください。クレイペーストを顔に塗るときは、目のまわり、口のまわりなど粘膜部分は避けます。クレイが目のなかに入らないよう注意してください。万一、目に入ってしまったら、すぐに水で洗い流してください。用意したクレイペーストが余るようなら、首やデコ

ルテ、手もパックしましょう。クレイペーストは厚めに塗るほどに、クレイのパワーが実感できます。たっぷり使ってください。

　クレイペーストが乾燥しはじめるまで放置します。レシピやペーストの厚さ、季節にもよりますが、だいたい 10 〜 20 分ほど放置できるでしょう。乾燥肌の方、また乾燥しやすい季節には、ガーゼかフェイスシートを湿らせて顔にかぶせ、仰向けになってゆったりリラックスしてください。乾燥肌の方は短めに、脂性肌ほど長時間放置した方がよいです。

　パック中、万一、ヒリヒリした刺激や、かゆみなど異常を感じたら、すぐに洗い流して植物油を塗ってください。

　クレイパックをしていると次第に肌がクレイに引っ張られるような感じがして、しゃべったり笑ったりできなくなりますが、それはふつうです。また、ドクンドクンと脈打つような感じがすることもありますが、クレイが働いている証拠ですので、安心してください。

　パックが乾燥しはじめた頃に、ぬるま湯か水できれいに洗い流します。スポンジなどを使ってペーストをぬぐっても構いません。クレイが完全に乾くまで待っていると、肌を乾燥させてしまうことがありますので、タイミングには要注意です。

　クレイペーストをきれいに落としたら、軽くタオルドライしたあと、いつもよりたっぷりと植物油かクリームを塗ります。色のついたクレイを使ったときは、お肌にすこし色が残ることがありますが、ホホバオイルなどの植物油をたっぷりとって念入りにマッサージしていると、残ったクレイも自然とオイルに溶け出して落ちてきます。

　クレイペーストによるフェイスパックは、多くても 1 日 1 回までとします。改善したい症状がある場合は、1 週間は毎日パックを継続し、2 週間目から少しずつクレイパックの頻度を落としていきます。どんなにお肌の調子がよくても、週に 1 〜 2 回はクレイフェイスパックでお手入れしたいもの。継続していると、お肌の調子が違ってきます（具体的なクレイフェイスパック・レシピは 108 頁〜参照）。

③ クレイ湿布

　クレイ湿布は、クレイフェイスパックと同様、粉末を水に溶いてペースト状にして利用します。形状は同じでも、クレイフェイスパックが美容目的なのに対して、クレイ湿布は外傷や病気に対する自然療法として活用されます。クレイの作用特性をもっとも有効活用できる利用法といえるでしょう。準備とレシピにはコツがありますが、クレイ・ビギナーの方にもクレイのヒーリングパワーを実感していただきやすいようです。

　クレイ湿布におけるクレイは皮膚表面のスキントラブルから、皮膚のさらに奥深くの内臓、筋肉、骨にいたるまで、からだのさまざまな部位で、さまざまな深さに働きます。日常的なトラブル、たとえば、肩こり、腰痛、生理痛、目の疲れなどから、怪我や外傷にも幅広く利用できます。特に、急性の痛みや炎症を鎮静させる力には驚かれることでしょう。

　なお、慢性的なトラブルにも作用はしますが、慢性的な疾患は体質改善に時間がかかるため、即効性は期待できません。長い目でみて、クレイセラピーを継続していきましょう。

　『Clay Cures』という本によれば、糖尿病、坐骨神経痛、マラリア、偏頭痛、膀胱炎、腸チフス、神経麻痺、高血圧、大腸炎、膿痂疹といった、ふつう完治は難しいとされる大病まで、クレイ湿布で完治できるそうです。クレイ湿布でがんを克服したケースもあるそうですし、まだ治療法もワクチンもなかった（その当時の）新型インフルエンザを 36 時間で完治させたケース。また、事故で昏睡状態に陥り、生死をさまよったお父さんのおでこにクレイ湿布をあて続けたら、昏睡から覚めたという体験談も掲載されています。とにかくクレイ湿布を継続的に根気よくあて続けることがコツ。2〜3時間置きにクレイ湿布を取り替え

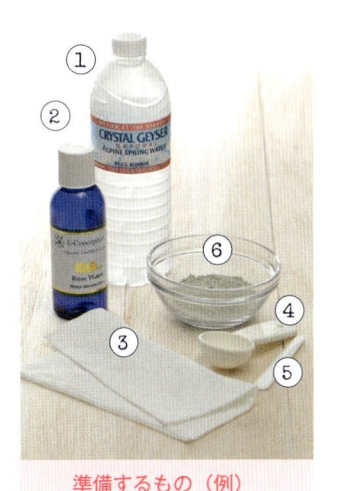

準備するもの（例）
①ミネラルウォーター ②アロマウォーター ③布 ④計量スプーン ⑤スパチュラ ⑥クレイ

1. ペースト作り

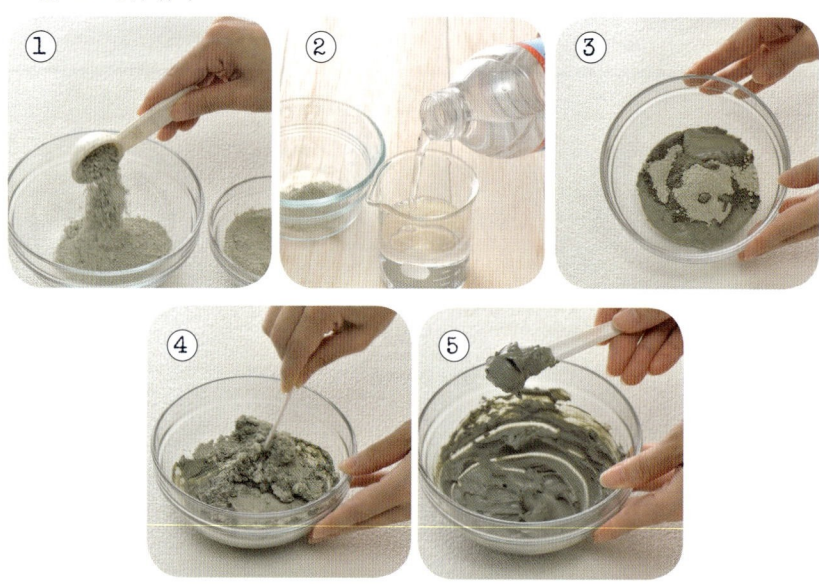

2. シートに包む

3. シートの作り方

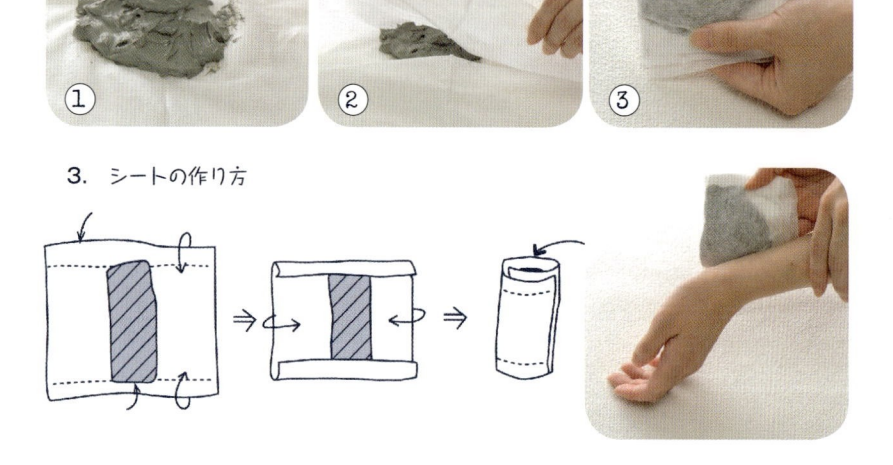

ながら、２４時間連続処方を何週間も何カ月も継続するのだそうです。「クレイが効かないのは、１回のクレイの使用量が少なすぎるか、頻度が十分でないため」と言い切る本書には、体験に基づいたクレイに対する絶対的な信頼が感じ取れます。

クレイ湿布の準備

　クレイ湿布は、まずクレイペーストをつくることから始めます。選択するクレイは、クレイの作用特性が強いイライトやスメクタイトが理想的ですが、肌にあてるものだけに皮膚刺激の心配があります。フェイスパック同様、マイルドなクレイから試して様子を見ながら、少しずつ作用が強いクレイへと切り替えていきましょう。我が家では、クレイ湿布用には、イライトが主成分のフランス産グリーンクレイを使うことが多いです。スメクタイト種のほうが吸収作用は強いはずなのですが、特に、鎮痛、抗炎症に関してはグリーンクレイの右に出るクレイにはまだ出会ったことがありません。

　クレイを水分で溶いてペースト状にして、それをサラシやガーゼなどの布地に塗りつけていきます。こうして湿布状にした布を患部にあて、包帯やテープなどで固定して放置します。ペーストはフェイスパックよりもやや硬めに、たっぷり作って、厚みをもたせるほどに作用が実感しやすくなります。皮膚表面の気になる部分の改善が目的なら厚さ１センチくらいでもよいですが、内臓などからだの奥までクレイの作用を到達させたいときは、厚さ２～３センチになるようにします。また、あてる皮膚面積に応じても必要なクレイペーストの量は変わってきますので、適時調整してください。クレイに水を混ぜただけのシンプルペーストでも作用は期待できますが、皮膚刺激を和らげるために、植物油を少し加えたほうが安心でしょう。目的に応じて薬理作用のあるキャリアオイルや精油を加えることもできます。

　クレイペーストが乾燥するまで放置します。放置時間は、クレイペーストのレシピ、厚さ、患部の状態、患部の深さ、季節、固定方法によってもまちまちです。１時間程度経過したところで、クレイペーストの乾燥具合を確認し、乾いていないようならそのまま継続します。場合によっては一晩そのまま放置することもあります。クレイセラピーでは、クレイが湿っているう

ちはまだクレイが患部に働きかけていると考え、クレイペーストが乾くと「クレイの仕事が終った」と判断します。完全に乾燥するまで待つと、フェイスパックと同じように皮膚刺激が出やすくなるので、クレイペーストがはがしやすいうちに外すとよいでしょう。まだ症状が続くようであれば、改めてクレイ湿布をつくって再度あてることもできます。何度もクレイ湿布を継続すると、「クレイ負け」して皮膚がかぶれることがありますので、皮膚の様子をみながら継続するかどうか判断しましょう。場合によっては、クレイ湿布をあてる位置を変えながら継続することもできます。また、キャリアオイルやはちみつをレシピに加えることで、皮膚への負担を軽減することもできます。

　クレイ湿布用シートを利用する湿布方法も大変便利です。薄いシートにクレイペーストを包み込む方法です。シートを1枚だけ挟んだ面を皮膚に当てます（64頁参照）。

クレイ湿布のコツ

　クレイ湿布を固定しておくと、クレイペーストが乾燥しはじめた頃にクレイパウダーや破片が落ちてくるのが気になることがありますが、クレイペーストをシートで包み込んでおけば乾燥した粉が周囲にこぼれることもありません。また、クレイ湿布をはがすときに、体毛が引っぱられて痛かったり、はがしにくかったりすることがありますが、シートにクレイペーストを包んでおけば体毛に直接クレイペーストが絡まりません。皮膚への刺激も一段和らぎますから、クレイ湿布をはじめて試される方、敏感肌の方にもオススメです。オーストラリアのエステサロンで使い捨てフェイシャルシートとして利用されている不織布が理想的です。キッチンペーパーも利用できますが、感触がごわごわしがちです。ティッシュペーパーでは水にぬれると破れやすいので不向きです。薄手のガーゼやサラシでもよいかもしれませんが、布地が厚すぎるとクレイが患部に作用しにくくなりますので、できるだけ薄くて丈夫なシートが望ましいです。

　クレイ湿布は肌にあてたとき、通常、ひんやりと感じます。やがて、それがジンジンと熱をもつように変化していくこともあれば、冷たいままであること

| Column 5 | 触感ヒーリング |

クレイペーストをつくるとき、もちろんスプーンを使ってもいいのですが、気が向いたら直接手で練ってみてください。クレイペーストを触ったときの感覚が、こころの緊張を和らげ、癒されていく気がするのは私だけではないと思います。

「ねんど」といえば、子どもの頃、手でこねってかたちをつくって遊んだものですね。子どもの玩具としての「ねんど」には、今ではプラスティック、片栗粉、小麦粉などさまざまな原料が使われていますが、もともとはクレイの触感をまねて加工されていったものでしょう。あの、ねちょねちょした、やわらかいけど主張のある「ねんど」の触感が与えてくれる安心感とやさしさ、そして、それに刺激される創造力。大人になった今、ねんどを触るだけでも、ちょっとした癒しが起きるのではないでしょうか。クレイには、そんな触感ヒーリングの要素も実はすこしだけ含まれているような気がします。特に、クレイ粉に水を混ぜてクレイペーストを練りあげるときの触感には、泥まみれになって夢中で遊んだ子ども時代を癒してくれる力があるのかもしれません。手や服が汚れても、つい指でかき混ぜたくなるのは、そのせいなのでしょう。

もあります。クレイはいつも同じ作用で一定に働いています。そのクレイの作用を受け取って反応する私たちのからだに違いがあるということです。冷たく感じても、温かく感じても、クレイが働いていることに変わりはありません。不快でない限り、温感、冷感に関わらず、クレイ湿布を継続して構いません。

　場合によっては、最初にあてるときの「ひんやり感」が不快に感じられることがあります。冷えが原因になっている腰痛や下痢など。そういうときは、クレイ湿布をからだにあてる前に温めることができます。クレイを溶く水分を人肌程度のお湯に置き換える、出来上がったクレイ湿布を温かいお鍋の蓋に置いておく、タオルウォーマーのなかでクレイペーストを温める、といった方法が考えられます。電子レンジも使えないことはありませんが、加熱しすぎず適温となる時間設定が難しいので、あまりおすすめできません。

　使い終わったクレイ湿布は水でシンクに洗い流すか、ゴミ箱に捨ててください。再利用してもクレイの作用は望めませんし、使用法によっては雑菌繁殖などのおそれもあります。湿布に使った布地、シートなどはよく洗って殺菌すれば再利用できるでしょう。

　お風呂のお湯にクレイパウダーを入れてかき混ぜると、簡単に「にごり湯」が出来上がります。お風呂好きの日本人にとって、家庭で手軽に楽しめるクレイセラピーといえるでしょう。

　クレイの吸収作用により汚れを除去できますので、クレイバスに入れば洗い場でからだを洗う必要はないほどです。クレイバスに頭からじゃぶんとつかってしまえば、シャンプーも洗浄剤も要りません。我が家では毎日クレイバスのみ。石けんなどの洗浄剤をつかって、からだや髪を洗うことは週に１回くらい、冬場は月に１回くらいかもしれません。今まで部位ごとに取り揃えていた洗浄剤の類が不要になり、お風呂場もスッキリしました。

　クレイが汚れを吸収し、雑菌を抑制すると、体臭も気にならないほど軽減されます。おまけに、体内循環もよくなり、からだの芯から温まります。まるで温泉のような温浴効果です。クレイの量を増やせば、筋肉痛や生理痛も和らぎますし、冷え性、肩こりなどにもよい作用が見られます。風邪を引いたとき、クレイバスにゆっくりつかっていただけで、風邪の症状が和らいだ、という報告もあります。特に、アトピー性皮膚炎でお悩みの方々から、クレイバスによる喜びの声がたくさん届いています。皮膚全体からのデトックスと体内循環促進が同時にできること、そして洗浄剤などで「洗う」必要がないことも、皮膚症状の緩和につながっているのではないでしょうか。

　クレイバスに加えるクレイの量はお好み次第ですが、毎日の浄化が目的なら片手づかみ１杯くらいでよいでしょう。改善したいところがある場合にはもっと量を増やしてください。海外ではバスタブにキロ単位のクレイを入れる「泥湯療法」も行われています。

　クレイバスは低めの温度（４０度以下）で、３０分ほどゆったりと長めに浸かるとよいでしょう。クレイとともに、重曹や塩、ハーブなどを加えても相乗作用が期待できます。

　クレイバスに直接精油を加えると精油の原液が直接皮膚に触れるため皮膚刺激の原因となりがちです。湯舟に精油を加えたい場合には、必ず乳化剤と併用してください。あるいは、お湯を入れたコップに精油を滴下してバス

ICA 国際クレイセラピー協会クレイセラピスト養成講座 Q&A より

Q クレイバスは家庭風呂で複数の人が入浴しても問題ありませんか？

A ２人目、３人目になるほど、クレイの吸収作用は飽和状態に近づきますから、作用力は次第に落ちてくるでしょう。また、誰かのあとにクレイバスに入ると、臭いが気になることがあるかもしれません。我が家ではみんなでクレイバスをシェアします。私と子どもたちが入ったお風呂に夫が入ることがありますが、特に害はなく、夫の体臭も消えますのでクレイは効いているんだなと実感しています。ご家族でシェアされるときは、クレイの量を多めに入れるとよいでしょう。もちろん、一番最初にクレイバスに入る方が一番ラッキーですね。

ルームに置くなど、湯舟には直接精油を入れない方法で香りを楽しみましょう。

　クレイバスにはどのクレイも活用できます。しっかり浄化してサッパリ感を実感したいときは作用の強いグリーンクレイ、乾燥した季節にお肌をしっとり仕上げたいときにはレッドクレイ、お肌の弱い敏感肌の方、アトピー性皮膚炎の方、また赤ちゃんにはピンクレイのお風呂が適しています。ベントナイト、モンモリオナイトなどスメクタイトを多く含むクレイの場合、水に溶けにくいことがあります。そういうときはお塩を少し足すか、１日前からボウルにクレイと水でペーストを作っておくと、浴槽に溶かしやすくなります。オーストラリア産のストレートベージュクレイはマグネシウム補給に適したベントナイトクレイで、温泉のような温浴効果と、優れたデトックス作用が期待できます。

　なお、クレイバスには１つだけ問題があります。それは、クレイが金属を錆びさせること。そのため、浴槽に穴のある循環追い炊き式のお風呂については、風呂釜への影響を心配してクレイバスの使用を控えるようにお伝えしてきました。が、実際には硫黄成分を含まない種類のクレイを利用すれば、クレイバスをお楽しみいただけるようです。ただし、クレイバスのあとは翌日までお湯を残さず、使用後にはお湯を落とし、浴槽を軽く洗ってください。

　お風呂にクレイを加えることで、排水口が詰まらないのか？　と心配す

る声もあります。「にごり湯」程度なら、クレイはお湯と一緒に流れますので詰まりの心配はないでしょう。それどころか、排水口に育ったカビや雑菌をクレイが除去して悪臭が軽減されたという報告もあります。ただし、「泥湯」になるほどクレイをたくさん入れた場合には、排水口を詰まらせないよう注意が必要です。入浴が終わったあと、クレイがバスタブの底に沈殿するまで待って、底に溜まったクレイを掻き出して新聞紙に包んでゴミ箱に捨てるなど、別途処理してください。

SECTION 5 　内服としてのクレイセラピー

からだの外に利用するクレイセラピーのほか、内服、つまり"食べるクレイセラピー"も存在します。外用だけでも十分な作用が実感されるクレイセラピーですが、クレイを食べることによって、より直接的にからだの内側から作用させることができます。

「泥を食べる」という発想に違和感をもたれるかもしれませんが、世界の歴史や、また自分自身の生い立ちの歴史を見ても、そう意外なことではないのです。

公園の砂場で、小さな手につかんだ砂を口にほうりこもうとする子どもたち。大人はあわてて止めますが、これはどうやら動物の本能のようです。妊娠中に衝動的に庭に出て行って土を食べたくなった方、いらっしゃいませんか？　妊娠中の不思議な欲求に理性がストップをかけてしまいがちですが、実際に妊娠中、あるいは妊娠したい女性がクレイを食べる文化は、世界のあちこちに見られます。今では地球環境汚染により、食べても大丈夫なクレイは限られてしまいましたから、子どもや妊婦の本能が発動することも減ってきているかもしれません。

こうして長い地球の歴史のなかで、動物、そして人間が本能的に食べていたクレイに、どうやら解毒や下痢止め、ミネラル補給などメリットがあるようだ、と次第に気づいていったのでしょう。最近では未開の先住民による文化習慣や、伝統的なおばあちゃんの知恵を超えて、より積極的な先端自然療法としてクレイ内服が広がっており、欧米を中心に数々の成功事例が報告

されるようになっています。

　飢饉のときも、空腹をしのぐためにクレイを使った料理が工夫されていたそうです。ミートボールならぬクレイボール、ハーブを混ぜ込んだチューインガムならぬチューイングクレイ、甘味料で練ったクレイキャンディ、パンケーキ風のクレイケーキなど。なかなかおいしそうですね。

=========== クレイ内服に期待される作用 ===========

　クレイを内服すると、どのような作用が期待されるのでしょうか？　今まで見てきたクレイの作用特性、メカニズムから推測すると、デトックス作用やミネラル補給という利点が注目されそうです。

　もっとも直接的な効果が実感されやすいのは、消化器系でしょう。胃腸の不調、特に下痢止めとしては昔から定評があります。解毒薬としても有効で、腐ったもの、毒のあるものを食べてしまったら、すぐにクレイを飲めば、クレイの吸収作用により体内の毒が吸収され、体外に排出されます。その他、吐き気、口臭、腫瘍などにもクレイ内服が利用されます。

　クレイによって胃腸がクリーニングされると、肝臓への負担も軽くなります。さまざまな毒素を排出する役割を担う肝臓は、その負担が大きくなると花粉症、アトピー皮膚炎、湿疹などのアレルギー症状が現れます。クレイ内服によって消化器系がデトックスされることで、間接的に肝臓負担を軽くし、その結果、アレルギーなどの症状が和らぐことがあります。

　そのほか、ニキビ、皮膚のトラブル、関節炎、リウマチ、痔、前立腺のトラブル、生理痛、頭痛、慢性疲労などがクレイ内服によって改善されたケースが報告されています。いずれにしても、消化器系から浄化することで体内に蓄積されていた毒素、老廃物などが排出され、内臓が正常に機能しやすくなるのでしょう。

　また、ミネラル補給による相乗作用も期待されます。特定の病気疾患に対して劇的な変化があらわれることを期待するよりは、デトックスによる体質改善を目的に試してみるとよさそうです。

それでは、どのような種類のクレイを内服用に選べばよいのでしょうか？ 口のなかに入れるものですから、粘土なら何でもよいわけではありません。 庭や畑から掘ってきたものを安易に口にしては危険です。工業用、陶芸用の 粘土はもちろん対象外です。

フランスやアメリカには「メディカルグレード（医療用）」として表示さ れたクレイが販売されていますし、オーストラリアでもフードグレードの食 べるクレイが販売されています。しかし残念ながら、少なくとも今のところ、 日本には「内服用のクレイ」というものは販売されていないようです。これ はクレイを食べるという認識が日本ではまだ新しいだけに、食品として販売 しようと考える業者が少ないためでしょう。

こういった現状では、どのクレイが食品として安全なのか、その明らか な基準はわかりません。クレイとひとくちにいっても、採掘される地域によっ てクレイの成分、構造、作用特性はまったく異なります。内服用にどのクレ イを選ぶべきか？　これは難しい問題です。その手がかりとして、次のよう な条件をあげてみました。

鉱物学上の問題でいうなら…

鉱物学上の分類でいうと、イライト、ベントナイトが内服に適するよう です。スメクタイト種（モンモリオナイト、ベントナイトという商品名で販 売されていることが多い）は栄養成分まで吸い取ってしまう可能性があるの で、内服するタイミングには注意が必要です。断食療養中のクレイ内服なら 体内を大掃除してくれるスメクタイト、毎日のデトックス用としてはプラス イオンを引き付ける作用の強いイライトなど、目的に応じて使い分けるのも よいでしょう。

我が家ではフランス産のグリーンクレイ（イライトが主成分）を長年飲 んできましたが、オーストラリアでは食品グレードとされるベントナイトが 入手できるようになり、安心して飲めるようになりました。

含有ミネラルの種類が豊富なもの

　せっかく内服するならミネラル補給のメリットも期待して、含有ミネラル種類が豊富なクレイを選びたいところ。目的にもよりますが、貧血気味の人は酸化鉄を多めに含むもの、慢性疲労気味の人はマグネシウムやカルシウムを多めに含むものなど、各ミネラルの働きを調べたうえで、クレイのミネラル成分分析結果とにらめっこするのも、ひとつの方法かもしれません。ただし、ミネラルというのは1種類が単体で働くばかりではなく、複数のミネラルがお互いにサポートしあって機能することが多いので、あくまで参考程度にお考えください。フランス産のグリーンクレイには、多種多様なミネラルが豊富に含まれていますが、グリーンクレイと一口にいっても採掘場所によって成分構成は異なります。

<table>
<tr><th colspan="2">主要ミネラル</th><th colspan="2">微量ミネラル</th></tr>
<tr><td>シリカ（ケイ酸）（SiO_2）</td><td>54.60 %</td><td>ジルコニウム（Zr）</td><td>166.0 ppm</td></tr>
<tr><td>酸化アルミニウム（アルミナ）（Al_2O_3）</td><td>14.80 %</td><td>バナジウム（V）</td><td>110.0 ppm</td></tr>
<tr><td>酸化カルシウム（CaO）</td><td>9.04 %</td><td>バリウム（Ba）</td><td>440.0 ppm</td></tr>
<tr><td>酸化鉄（Fe_2O_3）</td><td>5.54 %</td><td>クロム（Cr）</td><td>110.0 ppm</td></tr>
<tr><td>酸化カリウム（K_2O）</td><td>3.79 %</td><td>ストロンチウム（Sr）</td><td>337.0 ppm</td></tr>
<tr><td>酸化マグネシウム（MgO）</td><td>2.40 %</td><td>亜鉛（Zn）</td><td>87.0 ppm</td></tr>
<tr><td>二酸化チタン（TiO_2）</td><td>0.77 %</td><td>砒素（As）</td><td>5.0 ppm</td></tr>
<tr><td>酸化リン（P_2O_5）</td><td>0.15 %</td><td>銅（Cu）</td><td>24.0 ppm</td></tr>
<tr><td>酸化ナトリウム（Na_2O）</td><td>0.14 %</td><td>コバルト（Co）</td><td>15.7 ppm</td></tr>
<tr><td>酸化ストロンチウム（SrO）</td><td>0.05 %</td><td>セリウム（Ce）</td><td>73.2 ppm</td></tr>
<tr><td>酸化マンガン（MnO）</td><td>0.05 %</td><td>鉛（Pb）</td><td>18.0 ppm</td></tr>
<tr><td>酸化バリウム（BaO）</td><td>0.04 %</td><td>ニッケル（Ni）</td><td>43.0 ppm</td></tr>
<tr><td>酸化クロム（Cr_2O_3）</td><td>0.01 %</td><td></td><td></td></tr>
<tr><td>塩素（Cl）</td><td>< 0.01 %</td><td></td><td></td></tr>
</table>

E-Conception グリーンクレイのミネラル分析データ
調査分析機関　ALS Chemex
http://www.alsglobal.com/Mineral/DivisionProfile.aspx

砒素、重金属など有害物質の含有量が低いもの

　クレイのミネラル成分分析データを見れば、砒素や重金属など有害物質の含有量がわかります。微量だったら問題ありませんが、他クレイのデータ

と比較して突出している場合には、そのクレイは避けたほうがよいでしょう。放射能の影響を受けていないこと、大腸菌など雑菌が混入されていないこともメーカーに確認しておきたいものです。

メーカーに質問してみる

ヒーリング用のクレイを扱っているメーカーに直接質問してみるのも、ひとつの参考値となるでしょう。「購入者からクレイ内服の報告がどれくらい集まっていますか？」などと質問すれば、わかる範囲の情報は教えてもらえるでしょう。

クレイ内服療法の先端をいくフランス、アメリカでも、医療用グレードのクレイだけが内服用として必ずしも利用されているわけではないようです。グレード表示はなくても、内服の実体験から「このクレイがいい」と評判と信頼を獲得するクレイもあるそうです。

クレイ内服方法

クレイの内服に挑戦したいなら、まずは、各自のライフスタイルに合わせた、クレイ内服タイミングを決めることが重要です。クレイは必ず、空腹時に内服します。胃の中が空っぽの状態ではないとクレイがうまく働きませんし、胃の中にある食物にクレイがくっついて便秘を引き起こすからです。少なくとも、食事の前後1時間はクレイを避けましょう。特に、はじめてクレイ内服するときは、便秘になりがちです。できればクレイ内服前後2〜3時間はものを食べない方がよいでしょう。ただし、ジュース、お茶などの飲み物、新鮮な生果物、生野菜（油料理やドレッシングはＮＧ）は、クレイ内服の前後に摂っても便秘になりにくいようです。便秘で苦しみたくなかったら、炭水化物、たんぱく質、脂質は決してクレイと同じタイミングで摂らないことです。

たいていは、朝、目が覚めていの一番か、夕食を早めに済ませてお布団に入る直前くらいが理想的なタイミングとなるでしょう。朝食と昼食の間、昼食と夕食の間では時間が短すぎるようです。

内服頻度は1日1回でも十分ですが、改善したい症状がある場合には1

日3回まで飲んでもOKです。ただし、1日3回飲みたい場合は、昼食を抜く覚悟でないと、タイミング的に難しいかもしれません。

　「グリーンクレイ（イライト）」ティースプーン1杯をコップ1杯の水に溶かしてクレイ水をつくり、それを飲む方法がもっとも簡単で飲みやすく、また続けやすいでしょう。クレイには味、臭いはほとんどありませんから、ただの水としてわりに抵抗なく飲めるでしょう。レモンの絞り汁などの果物や野菜ジュース、白湯に混ぜても構いません。

　最初は少なめの量（スプーン1/4〜1/2杯）からはじめて、徐々に増やしていくと馴染みやすいでしょう。最初の1週間はクレイを溶かした水を放置し、その上澄みだけを飲む方法をとると、からだが次第に慣れるという説もあります。

　クレイ水を飲むことに抵抗がある方は、クレイペーストをボール状にして食べたり、パウダーを舐めたり、オブラートに包んで飲んでも構いません。その場合には同時に水をたくさん飲んでください。

　なお、クレイの量を一度にたくさん摂っても作用にはあまり影響しません。「昨日、飲み忘れたから今日は2杯分飲もう」と思っても、昨日飲み忘れた分の仕事を、1杯分余計に飲んだクレイが補ってくれるわけではありません。量は少なくてもよいので、毎日継続して飲むことが大切です。

　クレイは水とともに作用します。クレイを内服したら、たくさんの水分を一緒に摂ってください。コップ1杯の水にティースプーン1杯のクレイを入れたクレイ水を飲んだあとも、継続して水を飲み続けます。1日を通して合計1〜2リットルの水分摂取が理想的です。ここでいう「水」とは、ミネラルウォーターや、水道水、白湯のこと。1日に1〜2杯ならお茶やコーヒーを飲んでも構いませんが、1〜2リットルのすべてをお茶やコーヒーだけでまかなってしまっては、カフェインなど他の成分の摂りすぎになってしまいます。

　特に注意が必要なのは、処方薬を飲んでいる場合。クレイと一緒に飲んだお薬は、クレイに薬効成分を吸収されてしまって、効能を失ってしまうおそれがあります。お薬を飲んだら前後3時間はクレイ内服を避けてください。これは、サプリメントでも同じことです。避妊用ピルを服用していた女性が

クレイを食べて、妊娠してしまったケースが報告されています。ご用心ください。

また、からだのなかに、錆びやすい金属が入っている方は、万一のリスクを鑑みて、クレイ内服は避けたほうがよいと思われます。そのほか、高血圧の方はクレイ内服を避けたほうがよいとする説を聞きますが、これは塩分摂りすぎの懸念と思われます。内服するクレイの種類にもよりますが、料理に使う塩分をすこし控えるなど工夫すれば問題ないでしょう。

クレイ内服後の反応について

クレイ内服の効果には個人差がありますが、飲んですぐ翌日から変化が実感されることはあまりないようです。何週間、何カ月か経過した頃に気が付くような、ゆっくりとした体質変化としてあらわれることが多いものです。焦らず気長にゆっくりと続けてください。

クレイ内服をはじめた頃によく出る症状がいくつかあります。最初はびっくりされるかもしれませんが、一時的になんらかの反応が出るのはごくふつうのことなので、安心して対処してください。クレイ内服に慣れて体内浄化が一段落する頃には、こういった症状も自然と鎮静していきます。どれくらいの期間で浄化が一段落するかは個人差がありますが、早い人なら1〜2週間、なかには2カ月以上かかる人もいるようです。

便秘気味になる

最初はどうしても便秘気味になります。詰まってしまったら、いったんクレイ内服をやめて、緩下作用のあるハーブや食品、必要であれば下剤を飲み、確実に排泄してください。腸が空っぽになったところで、またイチからクレイ内服に取り組みます。その際は、クレイの量を減らす、クレイ内服と食事のタイミングをさらに離すなど、工夫します。

おならが臭くなる

とてもよくある現象です。クレイが腸で働きはじめた証拠です。腸壁に蓄積していた宿便などがクレイに引き寄せられて排出されていくので、その

過程でふだんとは異なる匂いのガスが排出されます。デトックスが進んでいると考えられますので、喜んでください。最初は驚かれると思いますが、デトックスがひととおり終わる頃には、おならも減ってきます。

便の量が多くなる、排便頻度が高くなる

これもクレイのデトックス作用が動きだしたため、と考えられます。ふだんは排出されないような老廃物までクレイが吸収して排出してくれます。本来、健康な人間は食事のたびに排便するもの、というアーユルヴェーダの説もあるくらいです。1日3回くらいまでは、ふつうと考えてよいでしょう。

また、便に粘りが出たり、色が黒っぽくなったりすることもありますが、これもクレイによって腸の老廃物が排出されたものと考えられます。

皮膚に湿疹、吹き出物などが出る

肌がかゆくなってきた、赤い湿疹（吹き出物）が広がった、という現象もよく起きます。もともとアトピーなどで湿疹が出ていた方は、さらに悪化することもあります。これもクレイのデトックス作用ゆえに起きる現象と考えられています。皮膚はからだのなかで一番大きな臓器であり、老廃物を排出するのに適した経路でもあります。腸から便として排出されなかった老廃物、毒素は、肝臓で解毒されますが、肝臓でも対処しきれなかった場合には、皮膚に湿疹や吹き出物としてあらわれます。クレイを内服すると、皮膚経由でもデトックスがはじまることがあります。皮膚の下層で既に蓄積されていた老廃物・毒素が排出されるようになるのです。この老廃物はいずれ排出される必要があったものですが、クレイの作用によって排出に勢いがついて、いっきに除去されるようになると考えられています。

からだにとって必要な浄化過程なので、抗ヒスタミン剤（ステロイド剤）などでむやみに抑えない方がいいです。湿疹が出ている部位にクレイ湿布やクレイパウダーなどクレイセラピーを外用することで、デトックスの過程を促進してあげるとよいでしょう。かゆみがつらい場合には、ニュージーランドの原木から抽出されるエッセンシャルオイル、マヌカ精油が頼りになります。クレイペーストなどに少しだけ滴下して、かゆい部位につけてみましょう。

痛みを感じる

　まれにしか聞かないケースですが、クレイを内服しだしてから、からだの痛みを訴える方がいます。裏づけデータがあるわけではありませんが、どうやら体内の毒素蓄積レベルが高い方にあらわれやすい現象のようです。詳しいメカニズムは分かりませんが、クレイが体内の毒素を吸収・排出しようとするときに、痛みが伴うようなのです。

　思春期からステロイド治療を続けていた20代の女性は、クレイ水を飲み始めたら足の先から徐々に痛む部位が上の方にあがっていき、最終的には頭のてっぺんまで痛みが通過していったと、貴重な報告してくれました。2カ月ほどの間に、ひととおり、からだのすべての部位で痛みを経験したそうです。「もう我慢できないほど痛かったけど、これはクレイが働いている証拠だと思えたので、どうしても体内浄化を完了したくてがんばって乗り切りました」と話してくれました。クレイ水を飲み始める前まではいつも偏頭痛に悩まされていたのが、2カ月後には痛みからも解放され、からだがスッキリと軽くなった、とのことです。

　我慢できる程度の痛みなら継続してよいでしょうが、あまりにもつらい場合には、いったんクレイの内服を中止し、量や頻度を減らして試してみるなど、ペースを調整してはどうかと思います。

疲労感、だるさ、眠気を感じる

　これは内服に限らず、クレイバス、クレイ湿布などの外用でも、実感されることが多い現象です。デトックスの過程で体内循環が促進されると、からだの活力があがり、疲労感が生まれるのではないかと考えられます。こうしたサインが出たら、からだが休養を求めていると受け取って、リラックスできる時間を確保してしっかり睡眠をとってください。クレイがデトックスの仕事をひととおり終える頃には、疲労感も減ってくるでしょう。

気持ちが不安で神経質になる

　からだとこころがつながっていることを証明するような現象です。クレイが体内浄化しはじめると、心理的にも影響が出ることがあるようです。

クレイ内服体験談（1）

クレイ内服で、便秘が解消（Kさんからの報告）

夫婦で朝と晩にティースプーン１杯をコップに１杯の水で飲んでいます。「クレイの飲み始めには便秘症状が出る方がいますが、すぐに解消されます」という注意書きが、クレイを紹介しているＨＰにありました。私は元来きつい便秘症なので、全然気にしませんでしたが、クレイを飲み初めて１週間。腹痛までいかない、便意、しかし急を要する感じのものがありました。休日で家にいたので、迷わずトイレに直行。座ったとたん「ジャバ」っと液体チックなものが…そのあとには予想を遥かに上回る大量の便。宿便？？？そんな言葉が頭の中をめぐりました。

次の日から、生まれてからずっと一緒だった便秘がいなくなりました。毎日必ず出てきます。夫は便秘とは縁のない人ですが、うちは夫婦そろって胃腸が弱く、軟便の日が多い。クレイを飲み始めて３週間ほどたったある日、夫がぼそっと「便が変わった」と言いました。私も気付いてはいたのですが、気のせいかも知れないと黙っていたのです。便がしっかりしています。便に泥が混じっているのかどうかはわかりませんが、便器に便がベットリなんてことはなくなりました。

クレイ内服体験談（2）

クレイ内服で、月経過多が解消（Kさんからの報告）

初潮から、かれこれ20年以上。ずっと月経過多とつきあってきました。月経過多というのは何かと言うと、普通の人よりも生理（出血する日）の回数が多いこと。普通生理というものは、月に１回と決まっています。　個人差はあるが、だいたい25〜30日に１回来る。私の場合、月に２回、多いときは３回あったりする。原因はホルモンバランス。　排卵に必要な黄体ホルモンの分泌が悪いため、排卵していないのに子宮が間違えて出血したりする。そうすると、少しだけの出血が、ダラダラと１週間以上つづいたりする。排卵誘発剤等、薬を飲むと一応正常にはなりますが、それは薬がやっていることであって、身体が自発的にやっているのではありません。

ところが今月、すなわちクレイを飲み始めてから最初の生理。ピッタリ３０日で来て、しかも１週間で終わったのです。内容も「しっかり排卵しましたよ〜」という感じの中身の濃いものでした。正直驚いています。これからの経過に注目したいです。

クレイ内服したら、花粉症が出ない！（Nさんからの報告）

クレイを内服し始めてはや1カ月。初めクレイを飲み始めたときは「体がきれいになりそう」という感じで、「万一、花粉症にも効き目があったらラッキーだなあ」と思っていた程度でした。

それが2月に入っても一向にその症状が出ないことに気づいてびっくりです。12年間苦しんだ花粉症が今年はまだ出ていないのです！　肌で花粉を感じるのですが、くしゃみは出ないのです。一度とても花粉の多い日に外出したとき、少し鼻がむずむずして、目が痒い症状がありましたが、それだけでした。

これから花粉シーズンもピークを迎え、もしかしたらまた症状が出るかもしれませんが、去年までは1月の末からまともに化粧することもできずに苦しんでいたことを考えるとありがたいです。

今でも本当にクレイのおかげなのか気になって、一度内服を止めてみようか…などという考えが浮かぶのですが、今となってはそんな勇気はありません。例え効果があるとしても、かなり長い期間内服を続けないと効き目がなさそうですが、私が飲み始めた時期を考えると、どうやらクレイは即効で働いてくれたようです。私の体質に合っていたのでしょうか。

…その後の経過をお知らせします。実はクレイを注文するタイミングを外してしまい、丸2日間、クレイなしの生活を余儀なくされてしまいました。私自身こんなにテキメンに変化が現れるとは思っていなかったので驚きました。

はじめてクレイを飲まなかった翌朝から、くしゃみ・鼻水などの花粉症の症状が一気にあらわれて、目は痒いわ、喉も痛いわ、1日何も出来ませんでした。次の日も同様に症状が出つづけ、花粉症が治ったのではなかったことを実感させられました。　そして待ちに待ったクレイが届いて、2日ぶりに飲んだ翌朝。何の症状も出ていないのです！　特に目のかゆみがぴたりと止まったのにはびっくり！

それからは朝・晩ティースプーン1/2杯ずつ、クレイを飲んでいます。夜は必ず飲むのですが、朝は急いでいると忘れがち。そんな日はお昼前にはもう鼻がズルズルしはじめます。とにかく欠かさず飲むように心がけています。何年も飲みつづければ体質が変わって飲まなくても良くなるかも…と希望的観測。

主人も昨年から花粉症になりつつある感じでしたので、今年も目が痒いといい始めたので一緒にクレイを飲み始めたら、目の痒みについては何もいわなくなりました。効いているんだと思います。

クレイさえ飲みつづけていれば、あれほど苦しかった花粉症が全くでないので、

周りの花粉症友達も驚き、最近クレイ内服を始めました。今後もクレイを飲みつづけて観察していこうと思っています。クレイと出会えて本当に良かったです。

※掲載された内容は個人の感想です。効果効能を表すものではありません。

なぜこういった気持ちの変化が出てくるのか、その仕組みは分かりませんが、クレイの仕事が終わる頃には、こうした気持ちも元に戻るようです。一時的なデトックスの過程として、気楽に受けとめてみましょう。いわゆるネガティブな感情もありのままに認めて解放することができれば、身も心もすっきりするはずです。

これらの症状はいずれも「体内が浄化される過程で起こる反応なので、クレイが働いているという、よい兆候」だと考えられています。内服によるデトックスを促進するためにも、外用によるクレイセラピーも併用するのはよいアイデアです。

また、上に挙げたような症状がひとつだけ起こるのではなく、同時にいくつもの症状が出ることもあれば、次から次へと変化していくこともあります。体内浄化の過程と考えて、辛抱強くからだの反応に付き合ってあげましょう。

========= 自己責任ということ =========

以上、海外で実践されているクレイ内服療法を私の体験も交えてご報告してきました。今までに、クレイ内服による副作用やトラブルなどは聞いたことがありませんが、決して無理はしないよう忠告したいと思います。クレイの安全性に少しでも不安があるのなら内服は試さないほうがいいですし、内服を始めて不快な症状や異常が続くようなら、迷わずクレイ内服を中止する決断も大切です。

現在のところ、内服に適するクレイの条件は明確になっていませんし、クレイ内服療法の専門家を教育したり認定したりする制度もありません。今後なんらかの障害や副作用などが報告されることもあるかもしれません。何度も申し上げているように、クレイの作用については100％科学的に解明さ

れているわけではないこと。そのリスクをよく鑑みた上で、ご自分のからだのサインによく耳を傾け、自己責任で判断してください。クレイ内服によってトラブルが生じても、著者、そして出版社はなんら責任を負いませんし、ご相談に応じることもできません。その点、よくご了承ください。

どんな自然療法にも共通するように、人によって合う、合わないはありますし、その人のクレイとの付き合い方によっても結果は変わってくるでしょう。各自がご自分の心身と相談しながら、上手にクレイを活用させていかれることを願います。

====== クレイ断食療法 ======

最近、体内デトックスのための断食が話題にあがっているようですが、断食療法にクレイ内服を応用する方法があります。

何日も連続する本格的な断食は、医師や専門家の指導なしに行うにはリスクが伴いますが、夕食から昼食までのプチ断食なら気軽に実行できます。果物や生野菜はOKとする部分断食なら週末に無理なく実践できそう。クレイを使った断食を行うと、効率的にからだの隅々までデトックスでき、からだが軽くすっきり感じられます。皮膚トラブルも解消して、お肌がすべすべして透明感が出てきます。体内に蓄積していた老廃物が排出されることで、体重にも変化が出るでしょう。

断食療法にクレイを利用するメリットとしては、クレイの吸着作用による解毒作用が最高に生かされること、断食中も胃腸に負担をかけることなくミネラルは補給できること、クレイが空腹感をまぎらわしてくれること、などがあります。

断食中、グリーンクレイ水（コップ1杯の水に、ティースプーン1杯のクレイを溶かしたもの）を1日に3回飲みます。日中は水か白湯をたくさん飲みます。断食に入る前は少しずつ食べる量を減らしていき、断食を終えるときは、消化のよいものから少しずつ食べはじめます。

クレイ断食療法　体験談（1）

我が家では1999年7月から夫婦でクレイ内服をはじめました。内服1カ月が経過したところで、夫も私も慢性便秘症が楽になり、夫の脂性肌、ニキビが快方に向かい、私のアレルギー性鼻炎のくしゃみ発作が起きなくなりました。ゆっくりとですが、確実にクレイはからだを浄化し、システムが正常に機能するようサポートしてくれているようです。

2000年のある日、夫が「クレイ断食に挑戦してみようかな」と言い出しました。デトックスが主な目的ですが、ダイエットへの期待もあるようです。私は妊娠中だったので残念ながらお付き合いできませんでした。

断食といっても果物とジュースだけは飲んでいいことにしました。牛乳は飲まないと言っていたけど、途中から耐え切れずに少しだけ飲みだした様子。そして、水をたくさん飲むこと、クレイは1日3回飲むことにしました。目標はいちおう1週間を考えていましたが、「つらいようなら途中でやめればいい」という柔和路線でいくことにしました。

1日目、2日目は「お腹はすいてないけど、疲れた」と言いつつも、そのわりに帰宅するなり芝刈したり、掃除したりと元気に働いていました。3日目になると、見るからに顔色がよくなって、いつもどこかに必ず出来ているニキビが軽減され、肌がきれいになっていました。でも、この日は主観的には結構辛かったらしく、スーパーに買物に行った時、「お腹すいた、食べ物が並んでいるの、見たくない」と不満を漏らしていました。

4日目の朝、いきなり下痢をしました。いわゆる宿便が一掃されたようです。それから急に体調がよくなって、空腹感もなくなって、スッキリしたといいます。それから2〜3日は快調に絶食を続けて、1週間経過した頃から次第にパンなど少しずつつまむようになりました。

目に見えた効果としては、ニキビがキレイになくなりました。断食をやめてから、また少し出てきましたが、以前と比べればずっとキレイです。おなかの贅肉もだいぶ減ったし、肌全体のどんよりした色がなくなって顔色もよくなりました。本人は「また、やってもいい」と言っているから、主観的にも気持ちのよい体験だったようです。

クレイ断食療法　体験談（2）

体験談（1）のときは妊娠のため参加できなかったので、執筆中に改めてクレイ絶

食療法をやってみました。2日の準備期間を置いて、合計7日間実行。1日2～3回、グリーンクレイをティースプーン1杯、コップ1杯の水に溶かして飲みました。

最初に2日間の準備期間をとりました。朝晩クレイ水と果物だけにして、お昼ごはんを少し摂りました。いつものランチより少なめですが、ごはんなど炭水化物も食べました。

3日目から朝昼晩ともクレイ水、プラス果物としました。朝りんごを1個食べて、昼と夜にグレープフルーツを食べることが多かったです。最初はグレープフルーツを昼夜1個ずつ食べていたんですけど、最後のほうは半分でおなかいっぱいでした。

水分は常にたくさん摂りました。白湯を中心に、デトックス作用のあるハーブティーも飲みました。白湯を飲んでいると、空腹感を感じないようです。

また、週3日ジムで運動しているので、たんぱく質不足にならないよう、脂肪分の含まれないノンファット牛乳を1日1杯飲みました。だいたいお昼か夜に飲むことが多かったです。この牛乳に、抗酸化作用に優れるオーガニック・ココアの粉を加えて飲みました。このココアのおかげか、予想していたような空腹感やつらさ、だるさを経験することもなく、ジムでの運動も仕事もふつうに出来ました。

排便も毎日ありました。ふつうの便とは違う、黒くてやわらかくて臭い便が出ることが多かったです。量はいつもより少なめですが、ちゃんと毎日出ます。気分も爽快で、お肌の調子もよく、このままこの生活をずっと続けても構わないくらい。なんといっても「今日のゴハンは何にしよう?」と、ごはんの心配をする必要がなくて、生活がシンプルになったのがうれしかったです。こころもからだも軽くなったようです。体重は1～2キロ減った程度で大きな変化はありませんでしたが、これが私のベスト体重なんだと思います。でも、妊娠以来、膨張したウエストのおかげで履けなくなっていたスカートが9年ぶりに入ったのはうれしかったです。1週間くらい経つ頃には「なんか食べたいなあ」と思うようになってきました。よく煮込んだ野菜スープから始めて、少しずつ固形のものを摂るようにしました。とても快適な絶食でしたので、これからもときどき働きずくめの内臓に感謝しておやすみさせてあげる期間をとろうと思いました。

※掲載された内容は個人の感想です。効果効能を表すものではありません。

注：絶食療法はむやみに真似すると危険が伴います。担当医と相談のうえ、適切な方法、タイミングを選びましょう。また、絶食後は栄養の吸収率が高まるので、ダイエット目的の方はリバウンドしやすいかもしれません。少しずつ食べる量を増やしていくのがよいようです。

注：ICA 国際クレイセラピー協会では内服及び、絶食療法に関する指導は行っておりません。

CHAPTER

4

Clay and Aromatherapy.

クレイと
アロマセラピー

クレイとアロマセラピー

SECTION 1　クレイとアロマの関係性

　私自身もそうなのですが、アロマセラピー経由でクレイに出会う方が多いようです。

　アロマセラピーといえば、植物の芳香成分（アロマ）を利用した芳香療法であり、植物から抽出されたエッセンシャルオイル（精油）を利用します。ご存知のとおり、精油の香りを嗅ぐことで、神経がリラックスして心が落ち着くといった心理的な現象が見られます。また、精油の芳香成分は化学物質として体内に浸透し、血流に乗って体内循環し、抗菌作用、抗炎作用、免疫亢進作用など、あらゆる作用を発揮するため、からだの健康にも役立てられます。

　精油を体内に浸透させるためには、皮膚経由で吸収させる方法が一般的です。つまり、精油を皮膚に塗って、精油の成分をからだに吸収させるわけですね。精油は植物の芳香成分が高濃度に凝縮されたエッセンスであるため、通常そのまま原液として使うことはせず、精油を希釈するベース、媒介（キャリア）として、植物油（キャリアオイル）などが使われます。

　クレイはこの媒介（キャリア）として、アロマセラピーの教材などに登場することがあります。そのためか、アロマセラピーを勉強された方にとって、クレイとは「精油成分を皮膚浸透させるために希釈して肌に乗せる媒介（キャリア）の一種」と認識されているようです。

　ところが、アロマのキャリアとしてクレイを使ってみると、クレイそのものの作用に驚かれる方がいます。他にキャリアとして利用される植物油や蜜ロウクリームなども、自然のものだし、独特のヒーリング作用はあるのですが、それら植物起源のものとは一線を画す、クレイの特殊なヒーリング力を実感されるようです。

　「アロマ講座でクレイを使ったときに、クレイはアロマのオマケではなく、それ自体が主役となるのではないか？と感じた」というお話を何人もの方から伺いました。今までにも「クレイそのものについて勉強したいんだけど…」という問い合わせを何度も受けてきたのです。

　私はアロマとクレイを同時に使ったときの相乗効果については長年、実感していました。アロマだけでは結果がパッとしないとき、クレイにアロマを加えると、１＋１＝２以上のすばらしい結果につながる。だから、「アロマ＆クレイ」という表現で、アロマとクレイの相乗効果を訴えていました。しかし、アロマを完全に外して、シンプルにクレイだけを使ったときの実感。「もしかして、アロマは要らないかも」と思うほどのヒーリング作用。これは、長年クレイを使っていた私にとっても驚きでした。

　アロマは香りを通じて神経、こころにも影響を及ぼし、同時に芳香成分としてもからだに機能させることができる、こころとからだに機能するバランスのよいトータル自然療法です。自宅でも利用できるリラックス方法や、家族の健康管理法としても気軽に取り入れられ、同時にメディカル・アロマセラピーの分野でも代替療法として期待、研究されています。なんといっても、精油のフタを開けたときに漂ってくる心地のよい香りは、もうそれだけで理屈抜きに私たちを別次元に連れていってくれます。

　一方、クレイセラピーはアロマの「香り」にあたる直接的な刺激性、分かりやすさはありません。見たところ、何の変哲もない、ただの粘土粉だったり、泥だったりします。クレイセラピーによる癒し作用は、実際に触れて＜実感した＞人にしか分かりません。アロマ講座の一部にあるような、精油のキャリア（媒体）として使っただけでは、たとえ結果があらわれても「ああ、精油の芳香成分が作用したのだ」と思ってしまうでしょう。

　アロマセラピーから入った方は、一度、アロマ（精油）なしで、クレイ単体で使ってみてください。「精油を入れなくても働くんだ」「精油を入れたときとは違って、こんな感じがするんだ」ということを実感していただけると思います。もしかしたら何も感じないかもしれませんが、それでもよいのです。ただ、ありのままを素直に感じようとすること、そのことが「触感ヒーリング」にもなり、また魂のリセットになるような気がします。

クレイそのものがもつ大地のエネルギーに触れてみると、クレイはアロマセラピーのおまけなどではなく、実は、クレイのほうが主役だったことに気づかれるでしょう。

　こうしてクレイそのものに改めて注目して、クレイのもつ作用を分析し、自然療法としてのクレイセラピーに焦点をあててみると、アロマとクレイの位置づけや関係性が、ある意味、逆転していることに気づきます。

　クレイセラピーの世界では、クレイがお肉で、アロマはスパイスなのです。お肉を単に焼いただけでもお肉としておいしくいただけます。でも、お肉の種類やお好み、料理方法に合わせて、スパイスを上手に工夫して使うと、お肉のおいしさがさらに引き立ちます。この、お肉にあたるのがクレイ、スパイスに当たるのがアロマ（精油）だと考えると、クレイセラピーの可能性が果てしない青空のように広がっていきませんか？

SECTION 2　クレイとアロマ　作用の違い

　クレイの特性を十分生かして、そのうえで目的や症状に合わせてスパイスとしてのアロマをうまく併用させていく。そのためには、クレイとアロマの作用メカニズムの違いをよく知っておくことが重要でしょう。

抗菌作用メカニズムの違い

　まずは科学的に比較検討するうえで、もっとも分かりやすい例として、「クレイと精油の抗菌作用」について考えてみましょう。

　精油の抗菌作用については熱心な科学者の努力によって近年かなり解明されてきました。微生物には、細菌（バクテリア）、真菌（カビ）、ウイルス、寄生虫などがあり、そのほとんどは人間とは無関係な環境で生きていますが、なかには人間に寄生して相互作用する常在菌、人間に病気を引き起こす病原菌が存在しています。これらの菌に精油を使うと、菌体に付着したあと、外側の細胞壁を通過してから細胞膜に入り込んで精油の芳香成分が作用しはじめます。微量の場合には、抗炎症作用、鎮静作用などを示しますが、多量に入ると、細胞膜のイオン透過性に影響を与え、細胞膜内の酵素作用を

阻害し、膜の破壊を引き起こします。細胞膜内は、通常高圧になっているため、細胞壁や細胞膜が大幅に傷つくと、内部から細胞成分が外部に飛び出して細胞は死滅します。人間などの多細胞生物の場合でも細胞レベルでは同じことが起きますが、精油成分を代謝し排泄する機能が発達しているため、精油の作用は一時的にあらわれるだけです。ところが、代謝能力のない細菌等では、精油成分が直接的に菌の発育を抑制し、死滅させることになります。また、ウイルスの場合には、ウイルス表面にあるたんぱく性の突起が宿主の細胞表面の受容体に結合するのを精油が防ぐことによって、抗ウイルス作用が発揮されると言われています（「感染を引き起こす微生物と精油の有効性」『aromatopia』No.60, pp.5 〜 9, 2003 年／『微生物と香り』2002 年，共に井上重治, フレグランスジャーナル社）。

　一方、クレイの抗菌作用メカニズムについては、今のところ研究結果が見当たりませんが、通常クレイは菌を死滅させるのではなく、菌の活動を鈍らせて、その間にからだの免疫力が自然に回復していくのをサポートするものと考えられています。クレイが菌の活動を鈍化させるのは、クレイのもつ吸収吸着作用が細菌などの細胞膜で浸透圧を引き起こすせいではないかと推測します。これは、精油成分が細胞膜のイオン透過性に影響することと類似した現象かもしれませんが、精油成分のように細胞膜を破壊することはないようです。

　ただし、ブルーリ腫瘍の原因である細菌を殺菌させるクレイについては独特で、細菌を殺す「滅菌」作用があることが確認されています。このクレイが細菌を殺すメカニズムは複雑ですが、クレイには精油に含まれるような有機化合物は含まれないため、化学物質が化学的に細胞膜に作用する精油の殺菌メカニズムとは異なります。

　このように、化学的に滅菌する精油とは性質を異にするクレイの抗菌作用。イメージとしては、クレイが細菌を取り囲んで、菌の動きをスローモーション化させていくようです。その間にからだは態勢を立て直し、細菌をコントロールする準備が整っていく。例えていえば、戦争によって殺戮するのではなく、いったん冷静になって話し合いによってバランスのよいところに落ち着かせる、仲介役のような役割なのかもしれません。

　アロマセラピーは香り成分を利用した自然療法です。植物のつくる芳香成分を嗅ぐことで、嗅覚としてキャッチされた情報を脳に伝達し、「香り」として認識されます。香り情報が伝えられる大脳辺縁系は、感情、記憶、情動、本能的な活動の中枢です。バラの香りを嗅いでロマンチックな気分になったり、オレンジの香りを嗅いで元気になったり、ペパーミントの香りを嗅いで気分がシャキっとしたりするのは、嗅覚が脳とつながっているおかげです。

　クレイにも匂いがないことはありませんが、泥、土の匂いといったところ。クレイの香りそのものにアロマセラピー効果がないとは言い切れませんが、それよりも注目したいのはその触感でしょう。人間の五感－視覚、聴覚、味覚、嗅覚、そして触覚。このうち触覚というのは、私たち現代人が忙しい日常のなかでもっとも置き去りにしてきた、忘れかけた感覚ではないかと思います。アロマセラピーでも人の手を介したタッチ、トリートメント、マッサージなどの重要性が見直されてきましたが、クレイセラピーはこの触覚を目覚ませ、その触感から人の気持ちを、そしてからだを癒す力があるようです。

　クレイの粉を水に溶いてペーストをつくるとき、スプーンで混ぜる人が多いようです。手が汚れるからでしょうか？　クレイペーストは水で洗い流すことができますので、ぜひ一度、ご自分の指で混ぜてみてください。ねちょねちょしたクレイペーストを手全体に感じる触覚。これが既にクレイセラピーです。

　お元気だったおばあちゃまが風邪を引いて寝たきりになってしまったとき、ショックを受けたＳさんはおばあちゃまのためにクレイペーストを作りました。熱の不快感を少しでも和らげてあげたいとクレイ湿布をおばあちゃまのおでこにあてようと思ったそうです。そのとき、スプーンではなく自分の指をつかってクレイペーストを練ったら、とても気持ちが落ち着いて癒された、と話してくれました。クレイセラピーが必要だったのは自分自身だったのだ、と。

　そして、出来上がったクレイ湿布を肌に当てたときの気持ちよさ。最初はひやっと感じるかもしれません。あとからジンジンと熱くなることもあれ

ば、ときにはスースーと冷ややかに感じることもあります。ドクンドクンと脈打つような動きを感じたり、強力に何かを吸い取るようなつっぱりを感じたり。そうかと思うと、やさしいものにふわっと包み込まれて「ゆっくり、おやすみ」と言われたような気がしたり。

　こんな触感セラピーは今まであまりなかったかもしれません。なぜかといえば、みんな日常に忙しくて、そんなことを感じている暇や心の余裕がなかったからでしょう。「そんな気がする」程度のことは無視され、「思い過ごし」「思い込み」「勘違い」としてゴミ箱に捨てられてきました。

　でも、ちょっとだけ自分に時間を与えて、自分のからだの反応に素直になって、クレイの触感をからだ全体で感じ取ろうとすると、きっと、あなたも気づくでしょう。「そんな気がする」は「気がしている」のではなくて、本当にそこに実在する感覚だったことに。

=============== 植物エネルギーと大地のエネルギー ===============

　アロマセラピーは植物の芳香成分、つまり植物エネルギーを利用した自然療法といえるでしょう。その植物が生まれ育つ根源は土壌、つまり地球にあります。植物も私たち人間と同じように、地球という自然環境のなかで、地球のエネルギーをいただきながら生まれ育ち繁殖してきた生命です。

　クレイは地下に眠る鉱物。大地のエネルギーを包含しています。長い地球の歴史のなかで形成されてきた鉱物には、数々のミネラルと地球のエネルギーがたっぷりと含まれています。それは植物が生きていく土壌でもあるのです。実際、土壌にクレイがなければ、ほとんどの植物は育つことが難しくなります。土壌の粘土層が雨水の浸透を遅らせ、貯水してくれています。干ばつになっても、粘土層まで根が達した植物は生き延びることができます。クレイを保水に利用した農法も開発されているほどです。

　アロマとクレイを融合させるということは、地球全体のエネルギーを活用することであると私は考えています。お肉としてのクレイ、それに振りかけるスパイスとしてのアロマ。このコンビネーションだからこそ、地球のエネルギーをまるごと有効に活用できる自然療法が成り立つのです。

クレイセラピーにアロマセラピーを取り入れる
ベネフィット

クレイセラピーにアロマセラピーを取り入れることで得られる具体的な
ベネフィットとしては、次のようなことが挙げられます。

① 1＋1＝2以上の相乗効果

アロマだけでは今ひとつ、クレイだけでも今ひとつだったとき、クレイ
にアロマを取り入れて使うと、すばらしい作用が見られることがあります。
これは、クレイとアロマが異なるメカニズムで同じ目的に向かって作用する
ためでしょう。抗菌の例をとっても、クレイが真綿で細菌の首を絞めるよう
に活動を抑制すると同時に、精油成分が細胞壁を壊していくことで、効率的
に、人体へのダメージを最小限に抑えながら、菌をコントロールできるわけ
です。

アロマとクレイの相乗効果の一例として、怪我のケースをとりあげてみ
ましょう。開いている傷口にクレイペーストを直接塗りこむ、というクレイ
セラピーがあります。クレイにはふつう殺菌作用はありませんから、最初の

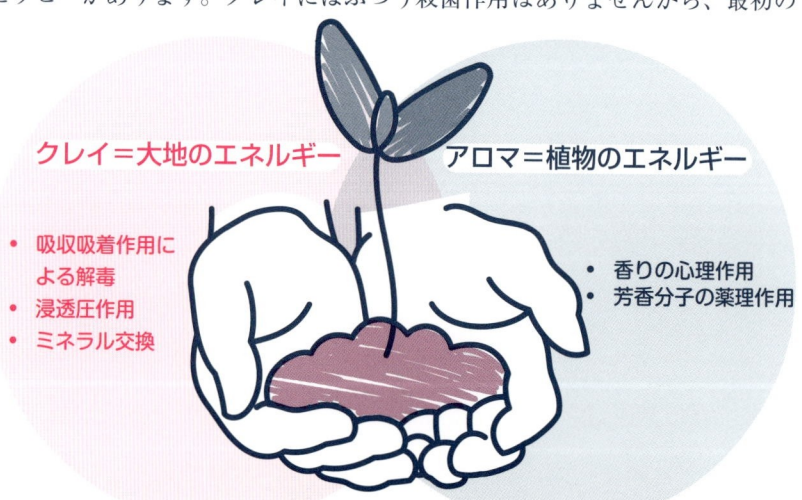

クレイ＝大地のエネルギー　　アロマ＝植物のエネルギー

- 吸収吸着作用に
  よる解毒
- 浸透圧作用
- ミネラル交換

- 香りの心理作用
- 芳香分子の薬理作用

アロマ＋クレイの融合 ＝ 地球全体のエネルギーの活用

◎1＋1＝2以上の相乗効果　　◎手技なしでアロマを活かせる　　◎精油の使用量を減らす
（皮膚刺激・副作用のリスク軽減）

うち、菌は繁殖しないながらも完全に菌が死んだわけではないので、治癒スピードが遅く感じられます。やがて、自分のからだが免疫を準備して菌をコントロールできるようになると、後半はあっという間に治って、傷もきれいに消えるでしょう。この最初の頃に、精油を併用すれば殺菌ができます。クレイが自然治癒力を刺激している間に、精油が雑菌をコントロールしてくれるわけですから、治りが早くなるというわけです。

もちろん精油の香りが嗅覚経由で脳に信号を送ることによって得られる心理的、神経的な作用も、クレイセラピーにアロマを併用させる大きなメリットです。触覚で癒されるクレイセラピーに、アロマの嗅覚が加わることで、自然治癒力がグーンと高まるものと考えられます。

ただし、クレイに精油を加えると、クレイが精油成分を吸収するため、クレイの吸収作用を若干弱めたり、精油の香りが弱まるという懸念も聞かれます。しかし、クレイ分子構造と精油の芳香成分を研究していくと、その心配は必要なかったことに気づきます。スメクタイト系のクレイでは長時間置くことで精油成分がクレイに吸収されることはありえますが、それは限定的なものです。仮に、クレイとアロマがお互いに作用を若干抑制したとしても、アロマの利点をクレイに取り入れることでの全体としての相乗作用は見逃せないと思います。

======= ② 精油のリスク回避 =======

精油は高濃度に凝縮された有機化合物の集まりでもあるため、成分によっては皮膚刺激や通経作用（妊娠中の人が使うと流産を引き起こすリスクが懸念される）、光感作作用（精油を皮膚に塗って直射日光にあたるとシミとなる）、神経毒性（けいれんを引き起こしたり、脳障害が懸念される）などのリスクが指摘されています。そのため、精油を使いこなすためには複雑な禁忌事項をよく確認し、事故のない安全な使い方を勉強しなければなりません。

クレイセラピーにアロマを取り入れる場合には、相乗作用があることから、ごく低濃度の精油を加えるだけで十分です。精油濃度は多くても1％、通常0.5％程度で作用します。この程度の低濃度であれば、難しい禁忌を知らなくても誰にでも安全にアロマ＆クレイを使いこなせます。

この本では、誰にでも安心して使えるレシピだけを厳選して掲載しています（ただし、1歳未満の赤ちゃん、妊娠中の方、特定の精油へのアレルギーがある方は、念のためレシピ中の精油を外してご利用ください）。精油の量を増やしたい場合には、アロマセラピーについてよく勉強した上、精油の禁忌事項を守って自己責任にて実践してください。

③ 手技が不要

アロマセラピーでは精油を体内に効率的に運び込むために、トリートメントが行われます。単に精油をブレンドしたアロマオイルを皮膚に塗るだけでも効果はありますが、それをさらに効率的にからだに作用させるためのテクニックとして、タッチやマッサージなどの手技をマスターする必要があります。手技にもさまざまな種類があり、その人のその症状に合うスタイルを選んでトリートメントできるようになるには、かなりの勉強と練習が必要です。

その点、クレイセラピーには手技が必要ありません。クレイの特徴を知って、使い方のコツさえマスターすれば、誰にでも簡単に使いこなすことができます。クレイは誰が使ってもいつも一定の作用でからだにこころに働きかけてくれます。クレイにアロマを合体させることで、手技なしにアロマの効能を発揮させることができます。

SECTION 4　クレイセラピーのためのアロマセラピー

クレイセラピーにおける精油の使い方をご紹介しましょう。クレイとアロマの相乗作用が期待できるため、精油はごく低濃度で十分です。クレイの使い方、スタイルによって、精油の加え方や、精油濃度の考え方が異なります。

① クレイパウダーに精油を加える場合

クレイパウダーに精油を直接滴下してよく振り混ぜる方法でもよいのですが、どうしても精油がダマになって均一に混ざりにくいものです。

クレイパウダーに精油を混ぜる際には、スプレーを利用しましょう。事

前にクレイパウダーに混ぜ込みたい複数の精油をブレンドして、小さなスプレー容器に入れておきます。クレイパウダーを広口容器に入れて、精油ブレンドをすこしスプレーしてはフタをしてよく振り混ぜることを繰り返します（55 〜 56 頁参照）。

　クレイパウダーに精油を加える場合には、精油濃度を 1 〜 2 ％とします。大さじ 1 杯のクレイに対して、精油合計 2 〜 4 滴の割合です。数滴だけではスプレーしにくいので、全体の作成量を増やして精油の滴数を増やすか、あるいは精油ブレンドだけを多めに作り置きするとよいでしょう。

<hr>

② クレイペーストに精油を加える場合

　クレイペーストに精油を加えると溶け込んだように見えますが、実は完全に乳化していません。クレイペーストに精油を加える場合には、必ずキャリアオイル（植物油）か、乳化剤を加えましょう。精油の濃度はクレイペースト全体量に対して通常 1 ％程度で十分です。抗炎症、鎮痛が目的の場合には、精油濃度をあげると効果が実感しやすくなります。しかし、特にクレイ湿布として継続使用する場合には、長時間患部を密閉することから精油による皮膚刺激（かゆみ、ヒリヒリなど）を引き起こしてしまうこともありますので、精油濃度は低めに抑えてください。

　日常のスキンケア用のフェイスパックの場合は、精油の濃度は 0.5 〜 1 ％程度に抑え、ホホバオイルなどのキャリアオイルは必ず加えてください。

<hr>

③ クレイウォーター（クレイ水）に精油を加える場合

　クレイウォーターに乳化力はありません。そのまま精油を加えても精油は溶けませんので、使うたびに振り混ぜる必要があります。また、精油が乳化していないクレイウォーターを皮膚につけては皮膚刺激の原因になりかねません。クレイウォーターに精油を加えたものは、直接肌につけず、お掃除用スプレーなどとして活用しましょう。家事スプレーとしては、クレイウォーター 100ml に対して精油 10 滴ほど（精油濃度 0.5％）で十分でしょう。

　なお、クレイバスに精油の原液を直接加えることはおすすめしていません。精油を加える場合には、乳化剤をご利用ください。精油の代わりにアロ

マウォーター（芳香蒸留水）を利用する方法もあります。

このほか、アロマセラピーはアロマセラピーの処方で行い、別途クレイを利用する方法もあります。たとえば、風邪のときに、精油を加えたアロマオイルで全身マッサージしたあとに、シンプルに水で溶いただけのクレイペーストをシートに包んで首に巻きつける。浴室に精油の香りを拡散させながらクレイバスにつかる、といった方法です。

アロマセラピー注意事項

クレイセラピーに使うアロマはごく低濃度のため、禁忌まで知らなくてもよいのですが、精油を選ぶときに必要な最低限の注意事項を挙げておきます。

香りのテスト

精油は実際に使用する前に、自分にとって好ましい香りかどうか、相性のよい香りかどうかをテストで確認することが大切です。香りの好み、感じ方は個人差が大きく、その印象は千差万別。苦手な香り、気分が悪くなる香りを無理に嗅いでも不快な気分になってしまいますから、特に精油の香りに慣れるまでは心地よいと感じる香りを選ぶことが大切です。また、敏感な人ですと、香りを嗅ぐだけでアレルギー反応が起きることもあります。香りに対する反応は、その日そのときによっても異なりますので、精油を使う前に必ず香りの確認を行ってください。

> ※香りの確認方法
> ティッシュなどに精油を1〜2滴落とし、顔の前でサッと振って香りを嗅いでください。気分が悪くなるなど不快な感じがしたら、その精油は使わないでください。

赤ちゃん、子どもへの使用

赤ちゃんへの精油使用については、さまざまな意見がありますが、私は基本的に1歳未満の赤ちゃんにはできるだけ精油を避け、代わりにアロマウォーターを利用したいと考えています。赤ちゃん、子どもはアロマ、クレイにとてもよく反応しますので、まずはクレイとアロマウォーターでクレイセラピーを試してみたあとで、それでも症状がよくならないようなら、精油を少しだけ足していく、という方法です。この場合も、赤ちゃん、子どもに

は精油濃度 0.5％から多くとも１％未満に抑えましょう。生後１カ月未満の赤ちゃんには精油は一切使わないでください。

　なお、赤ちゃんや幼児の誤飲事故を防ぐため、精油はお子さんの手の届かない冷暗所に保管しておきましょう。

継続使用、要注意

　クレイは継続使用しても問題ありませんが、アロマセラピーは同じ精油、同じブレンドを継続して使っていると効果がなくなるばかりでなく、アレルギー反応や内臓障害などの副作用が起きる可能性があります。継続使用が必要な場合には、精油を加えたレシピで処方する日と、精油をレシピからはずしてクレイだけで処方する日を交えるなど、工夫してください。

SECTION 5　クレイを引き立てる素材たち

アロマウォーター（芳香蒸留水）

　クレイはそのままでも活用できますが、水分とあわせて使うとその用途がぐっと広がります。水分は水道水でも問題はありませんが、クレイのパワーを引き出すためにはできるだけ純粋な水（精製水、浄水器を通した水、ミネラルウォーターなど）を使った方がよいでしょう。

　アロマウォーターとは、精油に似た水溶性の香り成分が微量溶け込んだ天然水です。アロマセラピーで使われる精油を蒸留抽出するときに採れる副産物で、芳香蒸留水、フラワーウォーター、ハーブウォーターと呼ばれることもあります。バラから抽出されたローズウォーター、オレンジの花から抽出されたネロリウォーターなどが有名です。芳香成分はほんのわずかなので、精油のように禁忌もなく、赤ちゃんからお年寄りまで誰にでも気軽に利用することができます。ほのかに心地のよい香りがアロマセラピーの心理的な作用をもたらすほか、蒸留水の種類によってはマイルドな抗炎症作用、鎮静作用などが期待されます。

　クレイセラピーではクレイを溶く水分のかわりに利用することで、アロ

マの作用も安全に取り入れることができて重宝します。

　店頭で見かけるアロマウォーターは、純粋な芳香蒸留水ではないことがよくあります。水に乳化剤を使って精油成分を溶かし込んだものや、保存期間を長引かせるためにアルコールや人工保存剤を加えてあるものを多く見かけます。そういった商品でもクレイセラピーに使えないことはありませんが、加えられた乳化剤、人工保存剤などが皮膚刺激やアレルギーを引き起こすこともありえます。どんな素材も自然のものだから絶対安全というわけではありませんので、様子を見ながら使ってください。

　純粋なアロマウォーターは種類にもよりますが、そう長持ちしません。入手したら冷蔵保存を基本とし、できるだけ早く使い切ります。万一、異臭を感知したり、浮遊物が見え始めたら劣化の証拠と判断して、処分しましょう。

　クレイを水で溶いてペーストにするとき、水分がわりに代用します。また、クレイバス、手浴、足浴などに、少しだけアロマウォーターを加えると、精油の皮膚刺激などの心配なく香りつきにごり湯を楽しむことができます。洗面器いっぱいのお湯に、大さじ1杯くらいの割合で十分でしょう。

様々なアロマウォーターの特徴

ローズウォーター

バラの花びらから抽出された蒸留水。リフレッシュ作用、抗炎症作用があり、炎症を抑え、肌をなめらかにします。pH 値は弱アルカリ性で保湿作用があるため、敏感肌、乾燥肌に理想的。

ネロリウォーター

ビターオレンジの花から抽出されるネロリ。甘くさわやかなシトラス調の高貴な香り。ストレスを解消し、心のバランスを整えてくれます。肌をひきしめ（収斂）、スムースにし、マイルドな殺菌作用とともに、肌の蘇生を助ける作用があります。ヘアスプレーやリンスとしても利用されます。普通肌向きで、オールラウンドに使えます。

ラベンダーウォーター

ラベンダー・トゥルーから抽出される蒸留水。ハーブ調のすがすがしい香り。

　鎮静、抗炎症作用があるので、日焼けや頭痛、炎症などに使われます。マイルドな殺菌作用もあるため、外傷にも利用されます。脂性肌～普通肌向き。

カモミール（ローマン）ウォーター

ローマンカモミールの花から抽出される蒸留水。

ほんのり柔らか、青リンゴのような香り。マイルドな殺菌・抑炎症作用があります。ストレス、アレルギー、目の疲労、荒れた肌、敏感肌の調整等に利用されます。ジャーマンカモミールの花から抽出されるカモミール（ジャーマン）ウォーターもあります。

ウィッチヘーゼルウォーター

殺菌・アストリンジェント（収斂）作用の高いウィッチヘーゼルは、特に脂性肌の調整、外傷、止血、抑炎症に利用価値があります。うがい薬としても利用できます。ウィッチヘーゼルという植物はとても繊細なので、水だけで蒸留すると芳香成分が壊れてしまいがち。そのため、少量のアルコールを混ぜて蒸留することで、沸点を低めに設定して抽出されます。精油はふつう抽出されず、芳香蒸留水を抽出する目的で蒸留されます。

ミントウォーター

歯磨き粉やマウスウォッシュでおなじみの味と香りなので、デンタルケアに重宝します。シャキッと清涼感の強いペパーミントウォーター、甘みのあるスペアミントウォーターなどがあります。

ジャスミンウォーター

ジャスミンの花から抽出される甘くてゴージャスな香りが、心身をリラックさせてくれます。ストレスを軽減して安眠へと誘います。またお肌の老化を防止する作用も期待できます。

ローズマリーウォーター

さわやかなハーブ調の香り。脂性肌・成熟肌の調整に。ローズマリーは伝統的にヘアケア、スキンケアによく利用されます。

ティートリーレモンウォーター

オーストラリアに生育する、レモン様の香りがするティートリー種から抽出された蒸留水です。抗炎症、抗菌作用に優れるため、外傷用のクレイ湿布を溶く水のかわりによく活用します。酸度が高めなので、ヘアケアや膣のpH調整にも重宝します。

ホホバオイル、マカダミアナッツオイル、ローズヒップオイルなど、植物から抽出される植物油。アロマセラピーでは精油の「媒体＝キャリア」であることから、キャリアオイルと呼ばれます。

クレイセラピーでは、特にクレイペーストに加えることで、クレイの刺激をやわらげ、クレイペーストの乾燥速度を遅らせて、皮膚に栄養を与える美容作用も期待します。また、クレイパックを行った後のお肌のコンディションを整えるのにも利用します。クレイに精油を加える場合には、そこにキャリアオイルを加えることによって、精油の揮発を引きとめ、皮膚浸透を促進し、精油による皮膚刺激を回避する役割も果たします。

目的に応じて適したキャリアオイルを選ぶことでクレイセラピーの効果がさらにあがります。慣れるまでは酸化しにくく、トラブルのおきにくいホホバオイル、マカダミアナッツオイルを利用するとよいでしょう。

キャリアオイルはクレイペーストの半量くらいまで加えることができますが、通常のクレイペーストには3〜5％程度、はじめてのフェイスパックには1割程度をめどに加えてみましょう。

クレイセラピーに応用できるキャリアオイル

ホホバオイル

Jojoba（ホホバ）の実から抽出されるオイルですが、低温で固化するため厳密にいうとオイルではなく「ワックス（ロウ）」に含まれます。たんぱく質を含有し、マイルドで肌への吸収が早い上、酸化・腐敗しにくく長期保存にも適しています。冬場は固化しがちなので、室温で保存した方が使いやすいでしょう。

マカダミアナッツオイル

マカダミアの木の実から冷圧搾されるオイル。無香、無色で適度な粘性があり、ボディ、フェイスのマッサージに最適です。皮膚組織に似たパルミトオレイン酸が主成分なので、皮膚への浸透がよく、肌に柔軟性をもたせる作用もあります。酸化・腐敗しにくいため、長期保存に適しています。温度が下がると固化しますが、室温で放置すれば液状に戻ります。

スイートアーモンドオイル

アーモンドのナッツ（実）から抽出される無香、無色のオイル。さまざまなビタミン類を含み、粘性は高めで乾燥肌向け。アロマセラピーのトリートメントではキャリアオイルとして定評のあるオイルです。

ローズヒップオイル

アンデス山脈に自生する野生ローズの潅木になる実を冷圧搾したオイル。35%以上のアルファ・リノレン酸（必須脂肪酸）と、ビタミンF（お肌への食事と言われている）を豊富に含むリッチなオイル。外傷、やけど、成熟化前の肌の老化現象、傷跡など、様々な肌の障害にこのオイルが素晴らしい作用をあらわすことが、ラテンアメリカの皮膚病研究によって明らかにされたそうです。酸化しやすいため、開封後は冷蔵保存して早めに使い切りましょう。

月見草（イブニングプリマローズ）オイル

ガンマ・リレノン酸を8%以上含むオイル。スキンケア、ヘアケアに適した贅沢なキャリアオイルです。特に老化した肌の蘇生を目的に利用されることが多く、女性生殖器系の働きを正常化する作用、子どものかんしゃくを緩和する作用等でも知られています。酸化しやすいため、開封後は冷蔵保存して早めに使い切りましょう。

キャスターオイル

日本名：ひまし油。蜜のように粘性の高いオイルで、保湿力に優れます。伝統的に下剤として利用されてきました。皮膚浸透しにくいため、成分を皮膚の上に長時間とどめておきたいときにキャリアとして利用します。

ニームオイル

インドのアーユルヴェーダで利用される *Azadirachta indica* の種から冷圧搾法により抽出されたオイル。ニームの種などを蒸留抽出した精油（エッセンシャルオイル）もありますが、ここで紹介するのはキャリアオイルの方です。まるで「らっきょのような特異な匂いが苦手な人もいますが、ニームオイルにはありとあらゆる薬効が認められています。あらゆるスキントラブル、炎症、抗菌、感染症にも使用されるほど。通経作用があるため、妊娠中の使用は避けましょう。

その他の希釈剤

ミネラルジェル

スメクタイト系クレイの膨張作用を応用したジェルです。このミネラルジェルにクレイを混ぜ込むとクレイの乾燥を防ぎ、皮膚上でクレイの作用を長引かせることができます。クレイペーストのように洗い流す必要もなく、また、小さな部位にもちょんちょんと塗れるので、部分使いに重宝します。

ハーブ抽出液

アロマウォーターのかわりに、ハーブ抽出液（ハーブティー）をクレイセラピーに応用するのもグッド・アイデアです。「買ってみたけど、ほとんど飲んでいない」ハーブティーがキッチンの棚に眠っていたら、それを濃い目に抽出してクレイペーストを練ったり、クレイバスに加えてみるのもよいでしょう。

また、乾燥ハーブを細かい粉末状にすりつぶしてから、クレイペーストに加えると、ほどよいスクラブの出来上がりです。

クレイパウダーにハーブを混ぜ込んで放置しておくと、ハーブの香りがクレイパウダーに移って、心地のよいアロマボディパウダーが出来上がります。クレイパウダーに精油を混ぜる方法では精油による皮膚刺激が心配な敏感肌の方は、この方法がオススメ。混ぜ込んだハーブはそのままクレイパウダーに点在させてもいいですし、網で濾して残ったハーブだけを集めて小さなサッシェに入れれば、かわいいハーブ＆クレイバッグの出来上がり。洋服ダンスにぶら下げておけば、虫除け、脱臭剤になるし、履き終わった靴の中に入れておいてもいいです。自由な発想で、ハーブ＆クレイをお楽しみください。

はちみつ※

クレイの刺激をやわらげ、保湿力を高める働きをします。はじめてのクレイペーストのパッチテストで赤い刺激が出てしまったら、はちみつを加えるのがお勧めです。ニュージーランドのマヌカという原木に咲く花から集められた「マヌカハニー」には抗菌作用が認められており、これをクレイとともに外傷などに利用することもできます。はちみつはそのまま皮膚に塗ることでも保湿作用などが期待できます。フェイスパック用のクレイペーストには5〜10%程度をめどに、目的次第では50%くらいまで多めに加えてもよいでしょう。

※注意：はちみつは1歳未満の赤ちゃんには使用しないでください。

塩、酢、重曹

クレイそのものにも浸透圧作用が期待できますが、塩、酢、重曹といったイオン化しやすい素材を併用することで、その作用をさらに高めることができます。

塩、酢、重曹は水に溶けるとイオン化し、細胞間の体液に入って細胞内の水分を吸収する働きをします。特に、むくみ（水分過多）、炎症（腫れ、熱、痛み）、外傷といった症状には、クレイとの相乗作用が期待されます。

塩は中性、酢は酸性、重曹はアルカリ性なので、目的に応じてその性質を応用することもできます（たとえば、アルカリ性の苛性ソーダで火傷したときは酸性の酢を混ぜる、外傷に塩を使ったらしみるので代わりに重曹を加える等）。

クレイペーストやクレイ水に加える塩の濃度は、生理食塩水（0.9％）から海水（3％）程度で十分でしょう。

スメクタイトを多く含有するクレイの場合、水に溶かしてペースト状にするのに長時間かかることがありますが、塩水にクレイを溶かすとペースト状になる時間が短縮されます。ただし、塩水を使うと、スメクタイト特有の膨張性とジェルのような感触が減退することがあります。

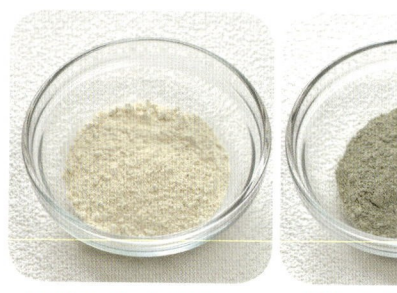

ホワイトクレイパウダー　　　　グリーンクレイパウダー

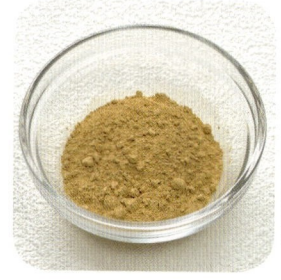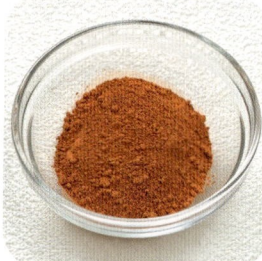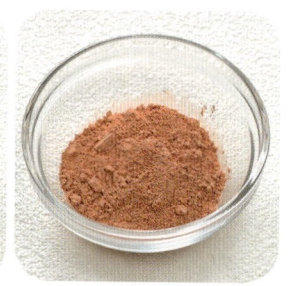

イエロークレイパウダー　　　レッドクレイパウダー　　　ピンククレイパウダー

5

暮らしの中の
クレイセラピー

Clay Therapy in
Everyday Life.

暮らしの中のクレイセラピー

　症状別、目的別にすぐに使えるクレイセラピーのレシピを集めてみました。私自身の体験のほか、ＩＣＡ国際クレイセラピー協会認定クレイセラピスト養成講座受講生の声も交えています。

　クレイのレシピには「頭痛には鎮痛剤」「便秘には下剤」といった方程式は存在しませんし、正解はひとつだけではありません。同じような使い方があらゆる目的に使えることもありますし、また、同じ目的であっても、使用者のライフスタイルや都合によって使い方を変えて応用することも可能です。その環境、症状、人やタイミングによって、適したレシピはそれぞれ異なるものです。紹介されたレシピどおりにやっても結果が出なかったり、不便だったりしても、簡単に諦めずにご自分に合う方法を編み出していくのも、クレイセラピーの楽しいところ。みなさんのアイデアと工夫次第で、無限大のレシピが生まれます。

　一般的にいって、結果が出ないのは、クレイの量が少なすぎるため、またクレイセラピーの頻度が十分でないため、結果が出るまで待てないため、です。よい結果が得られなければ、クレイの量を増やし、頻度を高めて、もう少し辛抱強く様子を見てください。

　この本では、アロマウォーターを積極的に利用することで、精油の量を極力減らし、誰にでも安心して使えるレシピを掲載しています。ただし、１歳未満の赤ちゃん、妊娠中の方、特定の精油へのアレルギーがある方は、念のためレシピ中の精油を外してご利用ください。精油の量を増やしたい場合には、アロマセラピーについてよく勉強した上、精油の禁忌事項を守って自己責任にて実践してください。

　また、レシピ中のアロマウォーターは、その目的に合った種類を選んでいますが、その他の水分（水道水、ミネラルウォーター、ハーブティー等）に置き換えてもクレイの作用そのものは変わりません。

　どうぞ自由な発想で、あなたにぴったりのクレイセラピーをお楽しみください。

SECTION 1　スキンケア

◇◇◇◇◇◇◇◇◇◇◇◇◇◇◇◇◇◇◇◇◇ ニキビ ◇◇◇◇◇◇◇◇◇◇◇◇◇◇◇◇◇◇◇◇◇

抗炎症クレイジェル

雨後の筍のように出てくる思春期のニキビには、クレイ内服がよいようです。部分的なニキビなら、次のクレイジェルでお手入れするとよいでしょう。

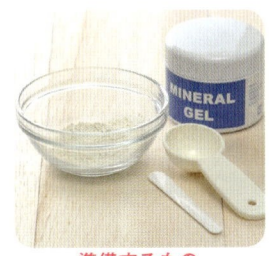

スメクタイト種のクレイを応用にして作られた「ミネラルジェル」は、部分的なクレイセラピーに最適です。ニキビの炎症を抑えてお肌の再生をサポートするホホバオイルを活用します。

準備するもの

◎ 材料

イエロークレイ　大さじ1
ミネラルジェル　大さじ1
ホホバオイル　小さじ1/2

◎ 作り方

材料をすべて加えて、なめらかになるまでよく混ぜ合わせます。

※お好みでティートリー精油などを加えたいときは、1滴で十分です。複数の精油を加えたいなら、合計3滴まで落としてください。

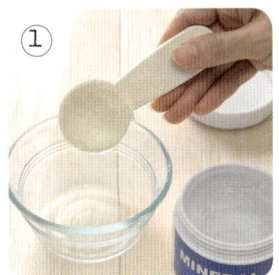

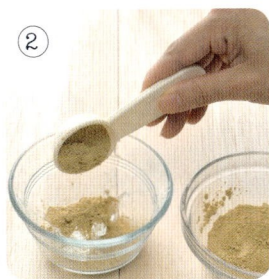

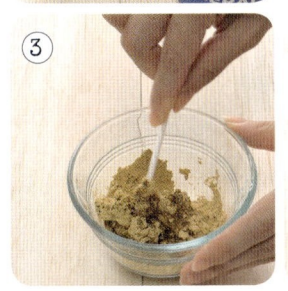

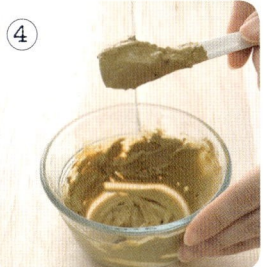

◎ 使い方

クレイジェルを指先に少量とって、ニキビ、吹き出物、湿疹など、気になる部分にチョンチョンとつけます。1日に何度も繰り返しつけておくと、少しずつ鎮静してきます。

クレイフェイスパックを継続していると、余剰な脂分が調整され、脂性肌のバランスが改善されてきます。最初の1週間は毎日行い、様子を見ながら次第に頻度を減らしていきます。

たまごパック

卵白を泡立てたメレンゲにクレイを混ぜ込んだ**「たまごパック」**は、たんぱく質がやさしく肌を保護しながら、浄化力の高い**グリーンクレイ**が毛穴の奥までディープ・クレンジングしてくれます。

◎ **材料**
グリーンクレイ　大さじ1
卵白　1個分

◎ **作り方**
卵白を泡立ててメレンゲ状にしてから、グリーンペーストを混ぜ込みます。

とろとろパック

基本のフェイスパック(57頁〜)に、はちみつをたっぷり加えた**「とろとろパック」**で保湿作用を高めます。しっとり感のある**レッドクレイ**を使います。

◎ **材料**
レッドクレイ　大さじ3
ローズウォーター　大さじ1
(または水)

はちみつ 小さじ1
ローズヒップオイル　小さじ1/2

アボカドパック

食べごろをうっかり逃して熟しすぎたアボカドは、ほどよくクリーム状で優秀なパック基材になります。アボカド果実のビタミン、ミネラル、オイル分と**ピンククレイ**が肌をひきしめ、乾燥肌を調整してくれます。

◎ 材料
ピンククレイ　大さじ1
アボカドの果実　大さじ1

◎ 作り方
クレイにアボカドを加えてしばらく放置してから、ペースト状になるまでよく混ぜ合わせます。

フェイスパック　体験談（1）

ピンククレイ & ネロリウォーター& ホホバオイル

ネロリウォーターを使ったフェイスパックは、精油とはまた違い、ぽわーんと香りが漂い、とても気持ちがよかったです。作用が穏やかなピンクは少し物足りないかしら？　と思っていたのですが、じわりじわりと働いている感じが、なんだかとても心地よく思えました。浄化されていく感じ！　きっとクレイによって違う時間を過ごせるのでしょうね。（ICA クレイセラピスト養成講座受講生Kさん）

フェイスパック　体験談（2）

ピンククレイ & イエロークレイ

目的にあわせてレシピを考えるところからはじまり、材料をそろえ計量し、パックをつくる過程を経て、実際にゆったりとフェイスパック。後に感じる肌のよみがえりを実感するに至るまで、一連の作業がすべてヒーリングになっている、と思います。（ICA クレイセラピスト養成講座受講生Tさん）

※掲載された内容は個人の感想です。効果効能を表すものではありません。

基本のクレイウォーター

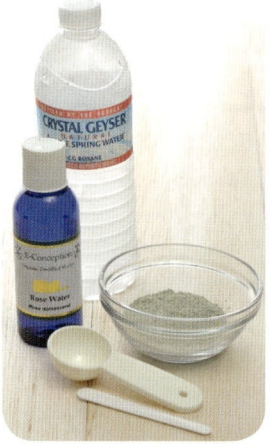

準備するもの

① クレイを容器に入れます。
② ビーカーなど違う容器に水を入れます。

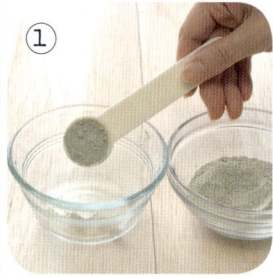

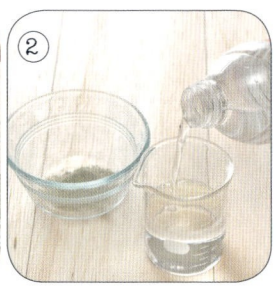

③ 水を静かにクレイに加えます。
④ じょうごを使い、ペットボトルなどに入れます。
⑤ 蓋をしめ、軽く振ってクレイを混ぜます。

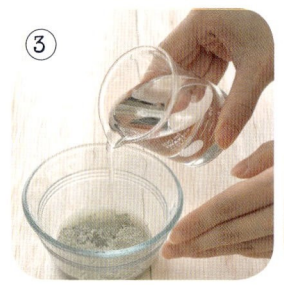

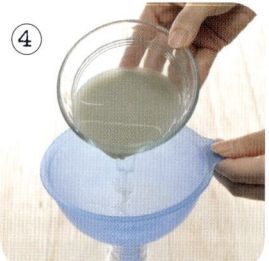

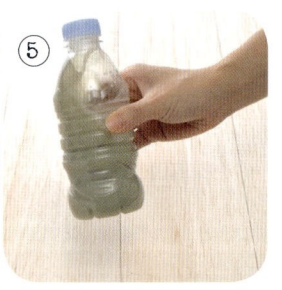

完成！

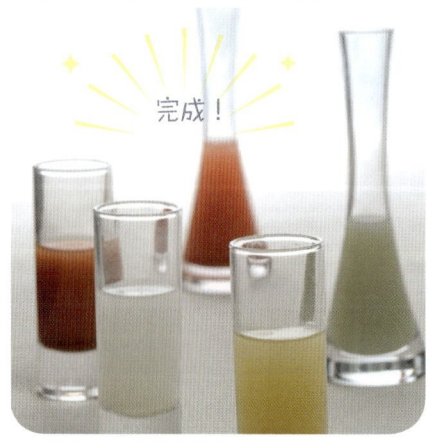

完成したクレイウォーター。
クレイの色によって見た目もキレイなクレイウォーターが作成できます。

クレイウォーターでの洗顔

お肌が乾燥しているときは、石けん洗顔でもお肌のオイル分を取りすぎてしまうことがあります。クレイパックでも作用が強すぎると感じるときは、クレイウォーターでの洗顔がお勧めです。

◎ **材料**
グリーンクレイ　大さじ1
洗面器いっぱいのぬるま湯

◎ **作り方**
洗面器のお湯のなかにグリーンクレイを溶かし込み、そのお湯で顔を洗います。それでも強すぎると感じるようでしたら、**グリーンクレイ**の代わりに**ピンククレイ**を使ってみましょう。

美白（ホワイトニング）

いちごパック

かわいいピンク色のクレイパック。生いちごのビタミンCパワーをいただいて、美白パックをつくります。クレイパックを落としたあとのお肌の、独特な感触をお楽しみください。日焼けやくすみ、シミ、シワが気になったら毎日継続しましょう。

◎ **材料**
ホワイトクレイ　大さじ2
いちご　2個（おろし金ですりおろしたもの）
アボカドオイル　小さじ1/4

アトピー性皮膚炎

アトピー性皮膚炎にはさまざまな原因、現象があるため、確実な治療法はないと言われます。クレイはアトピー性湿疹の緩和や、アトピー体質改善に利用できますが、その使い方はお肌の症状によって工夫する必要があります。

クレイバス

アトピー性皮膚炎のほぼ全ての症状に使える方法です。お風呂あがりに、カモミールウォーターをスプレーするとよいでしょう。お肌が乾燥しているときはホホバオイルを加えてもよいです。

◎ **材料**
ピンククレイ　大さじ5
（ホホバオイル　小さじ半）
◎**使い方**
浴槽にいれてかきまぜ、ゆっくり入浴する。

クレイウォータースプレー

クレイバスが使えないときは、かわりに、クレイウォーターを作って、患部にスプレーします。使うたびによく振ってからスプレーします。

◎ **材料**
グリーンクレイ　小さじ1
カモミールウォーターなどの
アロマウォーター　100㎖

クレイパウダー

じくじくと湿ったタイプの湿疹には、**ホワイトクレイ**をそのままはたきます。ただし、クレイパウダーはお肌を乾燥させる傾向があるので、もともと乾燥している部位には使わないほうがよいでしょう。

クレイ内服

クレイ水を飲みだして、アトピー症状が緩和したという報告はとてもよく聞かれます。すべてのアトピーに良好な作用をもたらすわけではないでしょうが、アトピーの原因が体内にたまって体外排出できなくなっていた毒素や老廃物にあることが多いようです。一時的に症状が悪化することがありますので、無理のないペースで取り組んでください。

◇◇◇◇◇◇◇◇◇◇◇◇◇◇◇◇◇◇◇◇ リップケア ◇◇◇◇◇◇◇◇◇◇◇◇◇◇◇◇◇◇◇◇

クレイリップオイル

クレイオイルは、オイルほどベタつかず、サラっとした使用感なのに、しっかり保湿して皮膚の状態をバランスしてくれます。**ピンククレイ**の色でほんのり色づけると、リップケアに最適です。ベースに使うのはどのキャリアオイルでも構いませんが、皮膚浸透しにくいキャスターオイルを使うと比較的長持ちします。

◎ **材料**
ピンククレイ　大さじ1
キャスターオイル　小さじ1弱

◎ **作り方**
クレイにオイルを染み込ませると、なめらかなクリーム状になります。
適量を指先にとって、くちびるに薄く伸ばします。ゆるすぎるときはクレイを、硬すぎるときはオイルを足して好みの粘度に調整してください。

◇◇◇◇◇◇◇◇◇◇◇◇◇◇◇◇◇◇◇◇ 角質ケア ◇◇◇◇◇◇◇◇◇◇◇◇◇◇◇◇◇◇◇◇

クレイスクラブ

りんごに含まれる酸の働きでお肌の古い角質を無理なく自然に落として、生まれたばかりのお肌へと新陳代謝を促進するクレイ・パックです。フェイスはもちろん、全身ボディケアに使えます。洗い流すとき、すりおろしたりんごの繊維で、やさしくスクラブします。

◎ **材料**
イエロークレイ　大さじ3
りんご（すりおろし）中サイズ
　　1/4個分
はちみつ　小さじ1/2
ホホバオイル　小さじ1/2

※上記のレシピはフェイス、首、デコルテ、ハンドケアに必要となる量です。ケアする部位によって量を調整してください。

クレイボディパウダー

◎ 材料

ホワイトクレイ　　大さじ3
精油
- マヌカ　2滴
- サンダルウッド　2滴
- ラベンダー・トゥルー　2滴

クレイ粉の吸水作用を利用して汗を吸い取り、皮膚の炎症を鎮静してもらいます。既に発生したバクテリアの活動を抑えることでニオイを抑える制汗作用も期待できます。精油は加えず、シンプルにクレイだけ使ってもよいですが、ここでは既にできてしまったあせもの炎症とかゆみを抑えるため、精油をブレンドしてみます。

◎ 作り方

精油を加える場合には、スプレーボトルのなかで精油ブレンドをつくってから、ふたつきの容器に入れたクレイに精油をスプレーして、フタをしてからよく振ります。

SECTION 2　フットケア

クレイフットパウダー

◎ 材料

ホワイトクレイ　　大さじ3
精油
- サンダルウッド　2滴
- パルマローザ　2滴
- サイプレス　2滴
- グレープフルーツ　3滴

◎ 作り方

スプレーボトルにすべての精油を加えてよく振ります。ふたつきの容器に入れたクレイに精油をスプレーして、フタをしてからよく振ります。

デトックス・クレイ足浴

◎作り方

グリーンクレイ大さじ1を洗面器1杯のお湯に入れてよくかき混ぜます。お好みでローズマリーウォーター、ティートリーレモンウォーターなどを大さじ1加えます。

◇◇◇◇◇◇◇◇◇◇◇◇◇◇◇◇◇◇◇◇◇ 末端冷え症 ◇◇◇◇◇◇◇◇◇◇◇◇◇◇◇◇◇◇◇◇◇

クレイ手浴、クレイ足浴

手足の先が冷えやすい人には、クレイ手浴、クレイ足浴がオススメです。乾燥しやすい冬場は、オイル分を含む**レッドクレイ**が適しています。乾燥が気になる方は、レシピにホホバオイルを足してもよいですし、循環を促進する精油を加えてもよいでしょう。やや熱めの温度で、湯温が下がってきたらお湯を足します。

◎ **材料**
レッドクレイ　大さじ2
ホホバオイル　小さじ1／2
（オプション）

◎ **注意点**
精油を加える場合には、精油を加える場合は乳化剤を使うとより安心です。

◇◇◇◇◇◇◇◇◇◇◇◇◇◇◇◇◇◇◇◇◇ かかとケア ◇◇◇◇◇◇◇◇◇◇◇◇◇◇◇◇◇◇◇◇◇

クレイオイル

ホワイトクレイをオイルに混ぜ込むとクリーム状になります。乾燥しがちなかかとやひじなどに利用できます。

◎ **材料**
ホワイトクレイ　小さじ1
ホホバオイル　小さじ1弱

クレイオイル　体験談
ホワイトクレイ & ホホバオイル

両膝頭、かかと、くるぶしの肌が特に乾燥しており、角質が肥厚して少し硬いのでしっとりさせたいと思い作成。作る前は粉っぽくなるのかと想像していたが、実際はまったくそうはならずに、しっとり、ツルツルの肌になった。クレイオイルをすりこんだ部位が、少し温かくなったように感じられた。クレイオイルはべたつきがなく、クレイがこんなに肌になじむことは、今まで知らなかった。（ICA クレイセラピスト養成講座受講生 S さん）

※掲載された内容は個人の感想です。効果効能を表すものではありません。

基本のクレイオイルの作り方

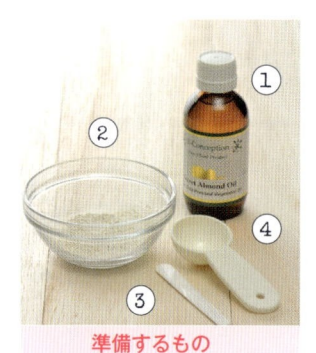

準備するもの
①キャリアオイル
②クレイ ③スパチュラ
④計量スプーン

① クレイを容器に入れます。

② キャリアオイルをスプーンに入れます。

③ クレイにキャリアオイルを浸透させます。

④ 少し時間を置き浸透させたあと、混ぜあわせます。

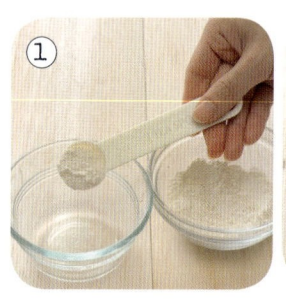
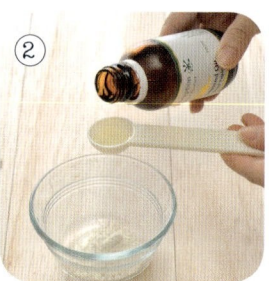
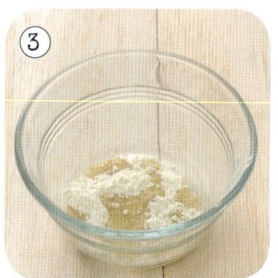

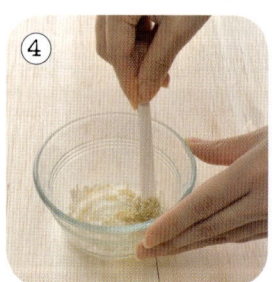

完成！

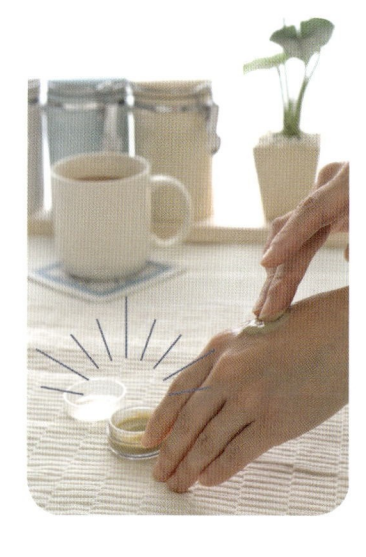

116

SECTION 3　バスタイム

アロマセラピーと組み合わせたクレイバスのメニューをご紹介します。精油をクレイバスに加える場合には、必ず乳化剤をご利用ください。精油をそのままお湯に滴下すると、湯舟の表面に精油原液が浮かんで皮膚に付着するため皮膚刺激が起き、接触性皮膚炎の原因となることがあります。

夏のさっぱりクレイバス

清涼感のある香りで、すっきりさっぱり。洗浄力を重視して**グリーンクレイ**を使います。

◎ **材料**
グリーンクレイ　大さじ5
塩　小さじ1弱
精油
┌ グレープフルーツ　3滴
└ ジュニパー　1滴
　乳化剤　適量

冬のしっとりクレイバス

体内循環を促進してしっかりからだを温めつつ、乾燥しがちな肌を保護するレシピです。

◎ **材料**
レッドクレイ　大さじ3
重曹　小さじ1
ホホバオイル　小さじ半

精油
┌ オレンジ・スウィート　1滴
└ マジョラム　1滴
乳化剤　適量

クレイバス　体験談

グリーンクレイ

ゆっくりお風呂に入る時間がとれずにいましたが、クレイバスは短時間で汗もじわ〜っと出てきたので、ゆっくりできない時でも体が温まると感じました。乾燥肌で粉がふく肌でしたが、サラッとしていました。子供もいっしょに入ったのですが、いつもならすぐ痒がっていたのに、クレイバスの日は痒がらずにゆっくり眠りました。体のかきむしり防止にもなりそうです。坐骨神経痛で脚がのばせなくて、お風呂でも少しずつのばしていくのですが、クレイバス入浴後10分ぐらいで脚がスーッとのびたのにはびっくりでした。（ICA クレイセラピスト養成講座受講生 S さん）

※掲載された内容は個人の感想です。効果効能を表すものではありません。

ヘアパック

　地肌からデトックスして元気な髪を育てるためのクレイパックです。シャンプーがわりに使えるヘアパックとしてレシピ開発しましたが、仕上がりのごわごわ感が気になる方は、シャンプーで洗い流しても構いません。

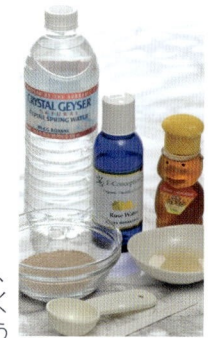

準備するもの

◎ **材料**
ブラウンクレイ　大さじ1
ローズマリーウォーター　大さじ2
レモン汁（絞りたて）　小さじ半
はちみつ　小さじ1

◎ **使い方**
ぬるま湯で髪を予洗いしてから、ペーストを地肌につけていってください。ペーストが硬すぎるようなら水分を足して調整してください。乾燥しはじめるまで放置し、ぬるま湯で洗い流します。

ボディパック

　全身デトックス用のクレイパック。お好みで精油を加えてもOKです。クレイペーストが乾くのを待つ間、できれば日光のもと、ひなたぼっこをするとさらに効果的です。乾燥が遅い部分は、クレイがまだ仕事をしている証拠です。どんな不調がどこにあるのかチェックしておきましょう。クレイが乾燥しはじめたら、シャワーで洗い流します。

◎ **材料**
ブラウンクレイ＆グリーンクレイ
半々で合計50g程度

水分　70㎖
ホホバオイル　大さじ1

クレイ・クレンジング

キャリアオイルにクレイを加えただけのマイルドでシンプルなオイルクレンジング。軽いメイクなら、これだけで十分落ちます。このレシピは拭き取るタイプのクレンジングですが、乳化剤を加えると洗い流すタイプのクレンジングにもなります。

◎ **材料**
グリーンクレイ　小さじ1
グレープシードオイル　大さじ1
精油（オプション）
　┌ レモン　2滴
　└ フェンネル　1滴

◎ **作り方**

25mℓの遮光瓶にグレープシードオイルを入れ、そこに**グリーンクレイ**を加えます（紙でロトを作ると便利）。グリーンクレイが自然とオイルに馴染むまで数分待ってから、振り混ぜます。最後にお好みで精油を加えて振り混ぜます。

◎ **使い方**

放置するとクレイが沈殿するので、使用前に必ずシェイクします。手にたっぷりとって顔に乗せ、弧を描くようにやさしくゆっくりマッサージすると、ファンデーションが浮いてきます。最後はコットンで拭き取ってから、お好みのクレイフェイスパックを。あるいは、パックのかわりに石けん洗顔してもOKです。しっかりメイクの場合は、オイルマッサージ→拭き取りを繰り返してください。

SECTION 4　ヘルスケア

◇◇◇◇◇◇◇◇◇◇◇◇◇ 風邪・インフルエンザ ◇◇◇◇◇◇◇◇◇◇◇◇◇

クレイうがい

風邪の予防に、クレイを溶かした水でのうがいを毎日行いましょう。

◎ **材料**

グリーンクレイ　小さじ1

水分　100mℓ

塩　小さじ1/4

風邪のときのクレイバス

スメクタイト系の**ベントナイトクレイ**を利用して、徹底的に温浴＆解毒。体内循環を促進し、免疫系を刺激して自然治癒力を上げます。精油の抗ウイルス作用、抗カタル作用なども利用して、相乗効果を期待します。精油が手に入らないときは、みかんの皮、しょうがのスライスなどを湯船に浮かべてもいいでしょう。

◎ **材料**

ストレートベージュ（ベントナイト）クレイ　大さじ5

塩　小さじ1

精油（オプション）

┌ ユーカリ　2滴
├ ティートリー　1滴
└ ローレル　1滴

乳化剤　適量

◎ **使い方**

クレイは粉のまま湯船に入れて攪拌します。精油は乳化剤で乳化させてから湯舟に加えます。

イエロークレイウォーター

帰宅後のうがい用、マウスウォッシュに使用。またペットの飲み水にも用いました。ペットに飲ませてみて思ったのは、うんちの臭いが少ししなくなったように思いました。病み上がりでようやく薬から解放されたのでクレイを与えてみましたが、クレイのおかげで元気になってきたように思えてなりません。うがい、マウスウォッシュは、うがい薬を使用するよりも、さっぱり感がありました。毎日使用しています。床磨きにも使いましたが、床がピカピカになります。（ICA クレイセラピスト養成講座受講生 F さん）

※掲載された内容は個人の感想です。効果効能を表すものではありません。

発熱時のクレイ湿布

イエロークレイを水で溶かしたペーストを作り、シートで包み込んだものを利用します。発熱時や症状のつらいときに、おでこや、首まわり、背中やおなか、胸などにあてておきます。適時、気持ちのよい部位を選んで、継続して処方してください。

◎ **材料**
イエロークレイ　大さじ5
水分　大さじ2
ホホバオイル　小さじ半

◎ **使い方**
クレイに水分を吸わせてからホホバオイル、オプションで精油を加えてよく混ぜ、できたペーストをシートに包み込みます。

※精油はオプションで、加えるなら5滴を限度に（あてる部位の面積に応じてクレイペーストの量を調整してください。このレシピでおでこにあてるのに十分な量ができます）。

◇◇◇◇◇◇◇◇◇◇◇◇◇◇◇◇ 腰痛・肩こり ◇◇◇◇◇◇◇◇◇◇◇◇◇◇◇◇

痛みのクレイ湿布

クレイペーストで湿布を作って患部にあてます。痛みが激しい場合には、ウィンターグリーン精油を1滴だけ足してみましょう。

◎ **材料**
グリーンクレイ　大さじ10
ラベンダーウォーター　大さじ4
ホホバオイル　小さじ半

※使用部位の面積に応じて、クレイペーストの量を調整してください。上記のレシピで、腰全体あるいは肩全体を覆う程度の湿布ができます。

◇◇◇◇◇◇◇◇◇◇◇◇◇◇◇◇◇◇◇◇◇◇ 筋肉痛 ◇◇◇◇◇◇◇◇◇◇◇◇◇◇◇◇◇◇◇◇◇◇

痛み予防のためのクレイバス

思いっきり運動した日の夜は、筋肉痛予防にクレイバス。筋肉痛が出てしまってからでも痛みの緩和になります。吸収吸着作用の強い**ベントナイト**を使います。

◎ 材料

ストレートベージュ（ベントナイト）クレイ　大さじ3

塩　小さじ半

◎作り方

クレイ粉を塩と混ぜて、そのままお風呂に入れます。

痛み緩和と予防のためのクレイ湿布

筋肉痛予防と、筋肉痛が出てしまったときの痛み緩和に。足や腕などに湿布を固定したまま一晩眠るとよいでしょう。

◎ 材料

グリーンクレイ　大さじ5

ラベンダーウォーター　大さじ2

ホホバオイル　小さじ1/4

精油（オプション）

[ラベンダー・スパイク　1滴
[ローズマリー・カンファー　1滴

※使用部位の面積に応じて、クレイペーストの量を調整してください。このレシピで、手のひらサイズの湿布ができます。

◇◇◇◇◇◇◇◇◇◇◇◇◇◇◇◇◇◇◇◇ 月経困難症 ◇◇◇◇◇◇◇◇◇◇◇◇◇◇◇◇◇◇◇◇

月経痛のためのクレイ湿布

おなかや腰など、月経痛で痛む部位にクレイ湿布をします。クレイバスでの温浴も痛みを緩和します。

このクレイ湿布は、月経過多、少量月経、月経不順、月経前緊張症などにも応用できます。

◎ 材料

レッドクレイ　大さじ7

ローズウォーター　大さじ2

ジャスミンウォーター 大さじ1

月見草（イブニングプリマローズ）オイル　小さじ半

精油（オプション）

[クラリセージ　1滴
[フェンネル　1滴

グリーンクレイ湿布（肩、背中）、ピンククレイ湿布（目）

クレイは長い間使っていたのに、湿布は初めて経験した。こんなにもすごいパワーを持っていたなんて。クレイのパワーを一番感じられるのは、湿布かもしれない。そして、クレイ湿布を作っている時間も、クレイのマイナスイオンを浴びているのか、とてもリラックスできた。知っているだけではなく、実際に体験してみる大切さを身体で感じられた。クレイの大地のパワーが、少し理解できた。

いろんな種類のアロマウォーターを組み合わせれば、もっと細かいレシピができ、楽しさは無限大になると思う。もちろん、クレイだけでも十分すぎるぐらいパワーがあるので、誰でも気軽に利用でき、実感できるのは素晴らしいと思う。もっといろんな人に知ってもらいたい使い方です。

湿布用クレイペーストを包むのにキッチンペーパーを使ったところ、朝には乾いてしまっていた。水分をキッチンペーパーが吸収してしまったからと思われ、吸収率の少ないもののほうが、より長く湿布の作用を楽しめるのではないかと思う。（ICA クレイセラピスト養成講座受講生 I さん）

※掲載された内容は個人の感想です。効果効能を表すものではありません。

◇◇◇◇◇◇◇◇◇◇◇◇◇◇◇◇◇ せき・喘息 ◇◇◇◇◇◇◇◇◇◇◇◇◇◇◇◇◇

呼吸器のクレイ湿布

理想的には、背中と胸に1枚ずつのクレイ湿布を用意してサンドイッチすると気持ちよいものですが、1枚のシートを首まわりに巻く方式でも結果が得られます。レシピは手のひらサイズの湿布1枚分です。首まわりに巻くなら1.5～2倍くらいの量が必要になります。

◎ **材料**

グリーンクレイ　大さじ5
カモミールローマンウォーター
　大さじ2
ニームオイル　小さじ半
（他キャリアオイルで代用
しても可）

精油（オプション）
サイプレス　1滴
サンダルウッド　1滴

◇◇◇◇◇◇◇◇◇◇◇◇◇◇◇ 帯状疱疹（ヘルペス）◇◇◇◇◇◇◇◇◇◇◇◇◇◇◇

抗ウイルス作用のあるクレイ湿布

抗ウイルス作用のある精油を加えたクレイ湿布を、1日5～6回取り替えて継続的に患部にあてます。湿疹が消えてからは精油を外したレシピで3日ほど継続しましょう。

◎ 材料

グリーンクレイ　大さじ5
ラベンダーウォーター　大さじ2
ニームオイル　小さじ半
（他キャリアオイルで代用しても可）

精油（オプション）
┌ ユーカリ（ラディアタ）　1滴
├ ティートリー　1滴
├ ペパーミント　1滴
└ ローズウッド　1滴

※使用部位の面積に応じて、クレイペーストの量を調整してください。このレシピで、手のひらサイズの湿布ができます。

◇◇◇◇◇◇◇◇◇◇◇◇◇◇◇ 膣炎・性器ヘルペス ◇◇◇◇◇◇◇◇◇◇◇◇◇◇◇

局所へのクレイパウダー

初期のうちに異常に気づいたら、**ホワイトクレイ**をそのままコットンにとって膣の入り口にはたいておきます。乾燥しすぎるようでしたら、クレイパウダーをつけたあとに、ティートリーレモンウォーターを軽くスプレーしましょう。

クレイウォーター・ビデ

グリーンクレイを水に溶かしたクレイウォーターをビデがわりに使うことができます。また、クレイをお湯に加えて腰までつかるヒップバスも有効です。

局部へのクレイ湿布

悪化してしまったら、クレイ湿布をお試しください。クレイペーストをクレイ湿布用シートに包み込んで、下着の上に置いておきます。肌にあたる部分はシートが1枚だけ間にはさまるようにします。

◎ 材料

グリーンクレイ　大さじ5
ティートリーレモンーウォーター　大さじ2

◎**注意点**

トイレに行ったときに、クレイ湿布を落とさないようにご注意ください。

下痢止めのためのクレイ内服

グリーンクレイをティースプーン1杯水に溶かして飲みます。ふだんは食事の前後にはクレイ内服をすべきではありませんが、下痢のときはあえて、食事のときにクレイウォーターを飲むことで、下痢が止まりやすくなります。食欲がないときは、クレイウォーターとともにおせんべいやクラッカーをかじるとよいです。

お腹のクレイ温湿布

クレイ内服ができない場合には、クレイペーストをつくって温め、おなかに湿布します。下痢が完全に止まるまで、クレイ湿布を取り替えながら継続します。

◎ **材料**
イエロークレイ　大さじ7
カモミールローマンウォーター　大さじ3
ホホバオイル　小さじ半

お通じのためのクレイ内服

体質的な便秘症には、クレイ内服が役立ちます。最初はかえって便秘を悪化させることもありますが、継続するうちに便通のよい体質に変わります。グリーンクレイをティースプーンに半分から1杯ほど、コップ1杯の水に溶かして空腹時に飲みます。

お通じのためのクレイ湿布

シンプルなクレイ湿布をつくって、ひと晩、下腹部に固定しておきます。翌朝、無理なく自然なお通じが…。来なかったら、クレイ湿布を継続してください。

◎ **材料**
グリーンクレイ　大さじ7
水分　大さじ3
ホホバオイル　小さじ半

◎ **注意点**
便秘の場合、クレイペーストはあえて温めないほうがよいようです。

◇◇◇◇◇◇◇◇◇◇◇◇◇◇◇◇◇◇◇◇ 胃炎 ◇◇◇◇◇◇◇◇◇◇◇◇◇◇◇◇◇◇◇◇

クレイ内服

１日２〜３回、空腹時に**グリーンクレイ**をティースプーン１杯、水に溶かして飲みます。

◇◇◇◇◇◇◇◇◇◇◇◇ 食べすぎ・飲みすぎ・二日酔い ◇◇◇◇◇◇◇◇◇◇◇◇

シンプルなクレイ湿布をつくり、胸や腹など不快な部位にあてます。胃が消化吸収しおわった頃に、クレイウォーターをゆっくりと内服します。

二日酔いの場合は、翌朝クレイバスにつかって汗を出し、クレイウォーターを飲みます。それでも頭痛がある場合には頭にクレイ湿布を巻きつけておきます。

◇◇◇◇◇◇◇◇◇◇◇◇◇◇◇◇◇◇◇◇ 頭痛 ◇◇◇◇◇◇◇◇◇◇◇◇◇◇◇◇◇◇◇◇

クレイ湿布

クレイペーストをつくってシートに載せ、細長い筒状にして、おでこから頭全体に巻きます。適時、ペーストを取り替えて継続してください。

◎ 材料
ピンククレイ　大さじ６
ローズウォーター　大さじ３
ホホバオイル　小さじ1/4

◇◇◇◇◇◇◇◇◇◇◇◇◇◇◇◇◇◇ 目の疲れ ◇◇◇◇◇◇◇◇◇◇◇◇◇◇◇◇◇◇

アイピロークレイ湿布

ホワイトクレイと抗炎症作用に優れるローズウォーターでクレイペーストをつくり、シートに包み込めば、簡易アイピローの出来上がり。仰向けに寝て、目を閉じた上からクレイ・アイピローをあててリラックスします。

◎ 材料
ホワイトクレイ　大さじ４
ローズウォーター　大さじ４
ホホバオイル　小さじ1/4

クレイ歯磨き粉

クレイペーストでつくった歯磨き粉は、虫歯予防として役立ちます。歯周病には、このクレイ歯磨き粉を指先に少量つけ、歯ぐきマッサージを続けましょう。

◎ **材料**

ホワイトクレイ　　大さじ1
ストレートベージュ（ベントナイト）クレイ　大さじ1

食塩　小さじ1/4
ペパーミントウォーター　大さじ2

●**オプション**

精油を加えたいなら、**ティートリー、ミルラ、カモミールローマン、ペパーミント**などからチョイスして。

食用スパイスの**シナモン、クローブ**（粉末状のもの）などを少し加えて、おいしくて使いやすくなります。

子ども用には**グリセリン**を小さじ半ほど入れると、味に甘みが出て子どもが喜びます。

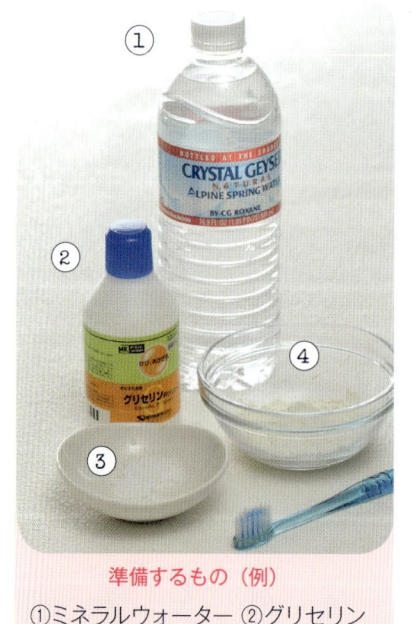

準備するもの（例）
①ミネラルウォーター ②グリセリン
③塩 ④クレイ

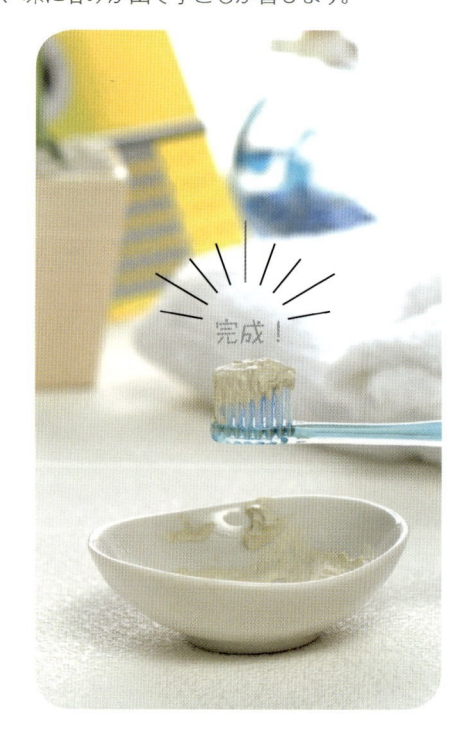

完成！

うがい用クレイウォーター

◎ **材料**
グリーンクレイ　小さじ半
ペパーミントウォーター　大さじ1

◎ **使い方**
これをコップ半杯の水に溶かして、マウスウォッシュとして利用します。口内の健康管理に、また気になる口臭にも役立ちます。

デンタルケア・クレイ体験談 ①

クレイ歯磨き　ホワイトクレイ＆塩＆スペアミントウォーター

以前、{モンモリオナイト＋水＋精油} のレシピで歯磨き粉を作成しました。その時は、口腔内に入れたらジャリジャリ感がすごく気になり、また味もなく、確かに歯がツルツルにはなったのですが、正直なところ苦痛でした。しかし、ホワイトクレイで作ったクレイ歯磨きは、嫌味がほとんどなく、一言で言えば、「これは使える」という感じでした。クレイの種類によってこんなにも違うのか…と、実感しました。(ICA クレイセラピスト養成講座受講生 N さん)

デンタルケア・クレイ体験談 ②

クレイ歯磨き　ホワイトクレイ＆スペアミントウォーター＆グリセリン(子供用)

娘はとても気に入ったようで、一度の歯磨きに2回ほど、必ず「おかわり」と言われます。(ICA クレイセラピスト養成講座受講生 Y さん)

デンタルケア・クレイ体験談 ③

うがい用クレイウォーター　イエロークレイ＆水＆食塩

はじめは風邪でもないのに痰が出るようになり、使用するごとに喉の通りがよくなり、1週間続けた頃には、心なしか声までダミ感がなくなったように思います。おしゃべりをしすぎたり、カラオケに行ったりなど、喉がヒリヒリしているときでも、クレイウォーターでうがいをすれば、喉が潤い、粘膜が回復することを実感しました。(ICA クレイセラピスト養成講座受講生 H さん)

※掲載された内容は個人の感想です。効果効能を表すものではありません。

◇◇◇◇◇◇◇◇◇◇◇◇◇◇◇◇◇◇◇◇◇◇◇◇ 外傷 ◇◇◇◇◇◇◇◇◇◇◇◇◇◇◇◇◇◇◇◇◇◇

怪我のためのクレイペースト

傷口が開いている場合でも、クレイペーストをそのまま傷口に直接埋め込んでいきます。たっぷりとペーストを塗り込んだらガーゼやさらしなどで覆って包帯などで固定します。ペーストが乾燥してきたら、新しいペーストと取り替えます。クレイペーストを取り替えるときに、傷にこびりついているペーストは取り除かずそのまま放置して、その上から新しいペーストを塗ってください。最初は傷の変化が遅いように感じられるかもしれませんが、最後まで根気よくクレイセラピーを継続すれば、きれいに傷が癒えるでしょう。

◎ **材料**

グリーンクレイ　　大さじ5
ティートリーレモンウォーター
　　　　　　　　　　大さじ2
ローズヒップオイル　小さじ半

◎**注意点**

傷の大きさによってレシピ量を調整してください。最初のうちは、ティートリー精油、サンダルウッド精油など殺菌作用のある精油を加えるとよいでしょう。

やけどのためのクレイペースト

やけどにクレイはとても効果的です。やけどは直後に手当てをはじめることが重要なので、クレイの準備ができるまでは、流水などで冷やすといった基本的な応急処置が必要になるでしょう。準備ができたら、クレイペーストを患部に直接塗りつけ、さらしなどの布で覆います。皮膚が完全に回復するまでクレイペーストを取り替え続けます。

◎ **材料**

グリーンクレイ　大さじ5
ローズウォーター　大さじ2
ローズヒップオイル　小さじ半
精油
┌ラベンダー・スパイク　2滴
└ローズマリー・ベルベノン　2滴

◎**注意点**

火傷部位の表面積によってレシピ量を調整してください。精油の種類は適時変更したり、精油を加えない日を設けたりして、精油を継続使用しないよう工夫してください。

ねんざのためのクレイ湿布

ねんざには、クレイペーストをた
っぷり使ったクレイ湿布で固定しま
す。クレイ湿布用シートに包み込んで
も、ペーストを直に皮膚にあてても、
どちらでも構いません。

◎ **材料**
グリーンクレイ　大さじ7
ラベンダーウォーター　大さじ3
ホホバオイル　小さじ半
精油（オプション）
[ウィンターグリーン　1滴
[ラベンダー・スパイク　2滴

◎**注意点**
レシピ量は足首を前提にしています。部位によってレシピ量を調整してください。
精油の種類は適時変更したり、精油を加えない日を設けたりするなど、精油を継
続使用しないよう工夫してください。

虫さされ＆虫除けのクレイジェル

　かゆみと炎症を抑えるクレイジェル。ニーム
オイルの匂いが苦手だったら、ほかのキャリアオ
イルに置き換えてもOKです。が、ニームオイル
で作ったこのクレイジェルは、虫除けとしても優
秀です。なお、マヌカ精油は抗ヒスタミン作用が
あるため、かゆみによく作用し、レモンマートル
精油は抗炎症作用とともに、蚊をよせつけない
作用が確認されています。

◎ **材料**
グリーンクレイ　大さじ1
ミネラルジェル　大さじ2
ニームオイル　小さじ1/4
精油（オプション）
[マヌカ　1滴
[レモンマートル　1滴

エマージェンシー・ケア・クレイ体験談
イエロークレイ湿布

駅の階段から落ちて足首に激痛を感じながら帰宅し、すぐにイエロークレイで
湿布をしました。とにかく足が痛くて規定のレシピ量には構わず、痛い部分を
すべて包み込めるほどの量で作り、すぐに足首にあてると、ひんやりしながらジ
ンジンと響く感触がありました。ひんやり感はしばらくすると体温になじんでい
きますが、今度はスースーとまるでメンソールのように涼しく、それはずっと続
きました。午後になり、念のために医師の診察を仰ごうと思って、靴をはくた
めに湿布を外そうとしたら、ペーストはまだ全く乾いていなかったです。そして、
何より驚いたのは、ペーストを外した瞬間に激痛が走ったこと。その痛みは、

思わず叫び声をあげてしまったほどです。クレイ湿布が、あてている間、ずっと痛みを吸い取ってくれていたことを心底実感し、クレイに守られていたような気にさえなりました。（ICA クレイセラピスト養成講座受講生 T さん）

※掲載された内容は個人の感想です。効果効能を表すものではありません。

SECTION 7　ハウスキーピング

◇◇◇◇◇◇◇◇◇◇◇◇◇◇◇◇◇◇◇◇◇◇◇◇◇ 掃除 ◇◇◇◇◇◇◇◇◇◇◇◇◇◇◇◇◇◇◇◇◇◇◇◇◇

カーペットに**クレイパウダー**をまいてから掃除機で吸い取ると、脱臭、抗菌にもなります。ただし、クレイの量が多すぎると、掃除機がクレイを吸い取りきれずに故障することがありますので、要注意。

また、鏡に余った**クレイペースト**をつけて、さっと水を流すと、一瞬のうちにキレイになります。トイレの便器には**クレイパウダー**を振りかけて軽くブラシするだけで汚れが落ちます。

洗浄剤がわりに**クレイウォーター**をスプレーしてから床やテーブルを拭きます。赤ちゃんが床やテーブルを舐めてしまっても安全なお掃除法です。

◇◇◇◇◇◇◇◇◇◇◇◇◇◇◇◇◇◇◇◇◇◇◇◇◇ 料理 ◇◇◇◇◇◇◇◇◇◇◇◇◇◇◇◇◇◇◇◇◇◇◇◇◇

野菜や果物を**クレイ水**※につけておくと、洗浄・農薬の解毒になります。サラダ用の生野菜をクレイ水につけおくと、シャキッと生き生きしてきます。キッチンにクレイ水入りのボウルをいつも用意しておくと便利です。このクレイ水は何度も使えます。（※クレイ水＝ボウルに水をはり、少しクレイを加えたもの）

◇◇◇◇◇◇◇◇◇◇◇◇◇◇◇◇◇◇◇◇◇◇◇◇◇ 靴のお手入れ ◇◇◇◇◇◇◇◇◇◇◇◇◇◇◇◇◇◇◇◇◇

ホワイトクレイパウダーをお茶用の不織布「お茶パック」に入れて、脱いだ靴のつま先の方に入れておきます。靴のなかのデオドラント（除臭）と、除湿、そして抗菌作用も期待できます。

◇◇◇◇◇◇◇◇◇◇◇◇◇◇◇◇◇◇◇◇◇◇◇◇◇ 切り花 ◇◇◇◇◇◇◇◇◇◇◇◇◇◇◇◇◇◇◇◇◇◇◇

花瓶の水に少しだけ**クレイ**を混ぜておくと、お花の切り取られた茎が腐りにくくなるようで、切花が長持ちします。クレイが花瓶の水を新鮮に保持すること、またクレイのミネラル分も切花の命を長引かせている理由のひとつでしょう。ただし、花の種類によって、またクレイの濃度によっては、かえって切花の命を縮めてしまうこともあるようです。これは、クレイの浸透圧作用が切り取られた茎を侵食してしまうせいではないかと考えられます。

CHAPTER

6

Clay Therapy for
Families.

家族への
クレイセラピー

家族へのクレイセラピー

SECTION 1　ベビー＆チャイルドケア

赤ちゃん、子どものケアもクレイで万端。生まれたばかりの赤ちゃんの、つるつるすべすべなお肌を守ってあげてください。クレイで育った子は、自然治癒力に満ちあふれて、たくましく健康です。お母さん、お父さんとの絆もクレイセラピーを通して深まります。

原則的に、1歳未満の赤ちゃんには精油をレシピから外してご利用ください。アロマウォーター、キャリアオイルは他の種類で代用することもできます。

◇◇◇◇◇◇◇◇◇◇◇◇◇◇◇◇◇◇ **おむつかぶれ** ◇◇◇◇◇◇◇◇◇◇◇◇◇◇◇◇◇◇

おむつかぶれの赤い発疹が見え始めたら、**ホワイトクレイ**をコットンにつけて、ボディパウダーの要領でお尻にはたいてください。パウダーをはたいたあと、ラベンダーウォーターかローズウォーターを軽くスプレーしておくと、乾燥防止になります。

◎ **材料**

ピンククレイ　大さじ4
ローズウォーター　大さじ2
ホホバオイル　小さじ半

※いよいよ悪化してしまったおむつかぶれには、クレイペーストをクレイ湿布用シートに包んだクレイ湿布を、おむつとお尻の間にはさんであげます。冬はペーストを温めてからあててあげると、赤ちゃんも心地よいでしょう。おむつがえのたびに、ペーストを取り替えてください。

◇◇◇◇◇◇◇◇◇◇◇◇◇◇◇◇◇◇◇ **ベビーバス** ◇◇◇◇◇◇◇◇◇◇◇◇◇◇◇◇◇◇

クレイとオイルをベビーバスに加えれば、石けんなどの洗浄剤を使わなくてもOK。クレイのお湯にガーゼを浸して、軽くぬぐってあげましょう。クレイが赤ちゃんのお肌を清潔に保ってくれます。

◎ **材料**

ピンククレイ　大さじ1
ホホバオイル　小さじ1

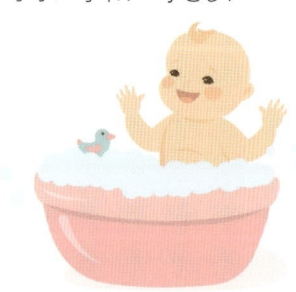

◇◇◇◇◇◇◇◇◇◇◇◇◇◇◇◇◇◇◇◇ あせも ◇◇◇◇◇◇◇◇◇◇◇◇◇◇◇◇◇◇◇◇

ホワイトクレイをそのままボディパウダーとしてはたきます。乾燥が気になるようなら、**ピンククレイ**と半々に混ぜたボディパウダーを使います。

◇◇◇◇◇◇◇◇◇◇◇◇◇◇◇◇◇◇◇◇ とびひ ◇◇◇◇◇◇◇◇◇◇◇◇◇◇◇◇◇◇◇◇

◎ **材料**

グリーンクレイ　大さじ1
ミネラルジェル　大さじ2
ホホバオイル　大さじ2
精油（オプション）
┌ ティートリー　1滴
└ サンダルウッド　1滴

クレイとミネラルジェルを混ぜて、クレイジェルをつくってそのポイントのみに塗ります。抗菌作用のある精油を追加して改善を早めます。

◎ **注意点**

1歳未満のお子さんには、精油は外してください。

◇◇◇◇◇◇◇◇◇◇◇◇◇◇◇◇◇◇◇◇ 発熱 ◇◇◇◇◇◇◇◇◇◇◇◇◇◇◇◇◇◇◇◇

◎ **材料**

イエロークレイ　大さじ5
ミントウォーター　大さじ2
ホホバオイル　小さじ半

クレイペーストを作って、おでこ、首まわり、胸、背中などに湿布します。熱が下がるまで根気よく取り替えましょう。

◇◇◇◇◇◇◇◇◇◇◇◇◇◇◇◇◇◇◇◇ 怪我 ◇◇◇◇◇◇◇◇◇◇◇◇◇◇◇◇◇◇◇◇

◎ **材料**

グリーンクレイ　大さじ5
ローズウォーター　大さじ2
ホホバオイル　小さじ半

赤ちゃん、子どもの怪我、火傷などの外傷には、右のレシピでクレイ湿布をあてます。

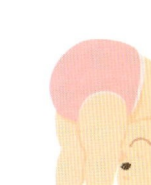

クレイジェル　ホワイトクレイ＆ミネラルジェル

指の側面にブツブツとできる水泡は痛みも痒みもないのですが、見た目があまりよくなくて気になっていました。ミネラルジェルをたっぷりと盛るように塗ってそのまま就寝し翌朝洗い流すと、なんとなくブツブツが中央に集まってきているように見えます。その晩にも同じようにクレイジェルをたっぷり塗って寝ました。2日目には集まってきたブツブツの外側のほうが破れて乾いていました。さらに3日目、クレイジェルを塗って就寝し、朝、指を洗い流すと、きれいにブツブツが消えていました。それからさらに2日間、クレイジェルを塗り、もうブツブツが現れないのを確認してやめました。すでにそれから1カ月以上経過していますが、ブツブツはそれ以降、まったく現れません。（ICA クレイセラピスト養成講座受講生 T さん）

クレイバス　赤ちゃんのお肌にクレイマジック！

クレイバスの効用は言い尽くされているようにも思うのですが、実際やってみて感動したので、誰かに話したくてお知らせすることにしました。

ただ今9カ月になる娘がいます。クレイを使用するきっかけは、オムツかぶれでした。お股が真っ赤になってしまったので、パウダーとして入浴後にたたきました。

翌日、目に見えて色・範囲とも軽減。3日後には綺麗な肌に元通り。あまりの即効性に夫婦で驚き、感動ひとしおでした。そこで、入浴にも使用することにしてみました。今までは、普通の沐浴でベビー石けんを2日に1度使用（以前はベビー石けんを毎日使用していたが、どうも皮膚が乾燥（？）するようなので、1日置きにしていた）。

これを、毎日クレイバスのみ、としました。その結果、ほとんど汗疹も出来ず、この夏を過ごすことが出来ました。汗疹もオムツかぶれも、できたら沐浴後にクレイをはたくだけ。どちらも3日で綺麗になります。

最近、散歩や買い物で「（赤ちゃん）綺麗な肌ね」と、よく言われます。まだアトピーのでる年齢（月齢）でもないので、当たり前だと思っていたのですが、でも、周りの赤ちゃんより綺麗？　と思うようになりました。これって、クレイマジックかしら？

※掲載された内容は個人の感想です。効果効能を表すものではありません。

SECTION 2　介護ケア

　　高齢者介護にもクレイセラピーが活用できます。私自身に介護ケアの体験がないため、ボランティアさんからのレポートをご紹介します。

介護クレイ・ボランティアさんからのレポート ①

目　的

クレイによるケアを介護の場に活用できるか？　また、活用によって状況や症状など緩和できるか？　これらを目的に、介護される側（祖母）と介護する側（母、父）に対し、取り入れやすさや使い勝手のよさを含めたところで使用する。

介護される側 ― 対象者とクレイの使用方法 ―

祖母　91歳

当初、以前骨折をして治療を終えていたが、痛みの残る手首や腰、足腰に対し、クレイ湿布、その他、お風呂に入れなかったときなどはクレイ手浴、トレーニングパンツ使用へのにおい対策でクレイパウダーを考えていた。

しかし、ショートステイ中の事故で頭や足、腰を打撲し、その後ウイルス性ではない発熱をしたため、発熱に対してクレイ湿布を行った。その他に手浴も行った。

◎ **材料**
クレイ湿布
- **グリーンクレイ 大さじ2**
- 水 大さじ1
- ホホバオイル 小さじ1/2
クレイ手浴
- **グリーンクレイ 大さじ3**
- 洗面器いっぱいのお湯
- メリッサウォーター 大さじ1

結　果

身体への熱に対して、おでこと首にクレイ湿布を実施するも、祖母自ら30分も満たないうちに湿布を取ってしまう。しかし、ぐっすりと眠ることもできていた様子で、身体の状態が少し落ち着いたように感じました。"湿布を取ってしまう"行為は、耳が不自由でほぼ音がきこえない状態の祖母なので、クレイの情報がないままにのせられたクレイに対して、「何か冷たいものが乗っている」という感覚から起こしたと推測します。この件を福島さんに伝えたところ

「祖母が自分で判断している」との回答をいただきました。それからは、クレイの取り外す行為も祖母の行動を尊重することに。解熱剤の併用もありましたが、1時間後という短時間で熱も安定しました。クレイのエネルギーが祖母弱った身体に優しく充電してくれたように感じています。

また、体調が良くなった数日後に、クレイによる手浴（レシピは前頁参照）を実施。洗面器を利用したが、両手を入れてもらい、手の平や甲をマッサージし、併せて指の間や爪も洗浄した。私が感想をきいてもなにも言わなかったが、私の母には、「ほーんとに気持ちがよかったわ」と何度もいっていたそうです。足浴よりも手軽にでき、かつ喜ばれる手浴は介護ケアにはもってこいなのではないかと感じました。

介護する側 ― 対象者とクレイの使用方法 ―

母　56歳

右足の膝を骨折し、ちょうどボルト除去手術をした後だったので、クレイ湿布とクレイバスを行った。手術後、状態が悪く腫れとむくみと痛みがあり、祖母の介護も膝を曲げられないために支えることが出来ない状態。3日間毎晩1〜2時間ほどクレイ湿布を実施。

1日目

右ひざ下だけに湿布をしたまま就寝。朝はずす。つけていたところだけ明らかに腫れとむくみがとれ、肌の色が紫に近い状態から綺麗な肌色へ。痛みも半減。

2日目

働いて帰ってくると色も悪く腫れと痛みとむくみがひどいため、もう少し広範囲で今度は不織布なしでクレイパックが乾くまで待ってみるが乾かなかったので2時間で洗い流す。やはり肌色はきれいになり、むくみもとれ痛みもほとんどなくなる。

3日目

調子が悪いため病院を受診。問題はないそうだが、痛みなどの不調部位にクレイ湿布を長時間塗布。クレイ湿布後は状態もよくなっているが、仕事を1日すると元に戻ってしまうという繰り返し。

父　61歳

へその下に原因不明の湿疹に悩まされているのでクレイ湿布とクレイバスを行った。母の足に対する湿布をそばで見て、自分もやって欲しいとクレイ湿布を体験した。同じレシピで湿布をつくり、朝まで塗布。湿疹のボロボロ感と痒みが多少やわらぐ。何をしても薬を飲んでも改善しなかったので感動していた。数日続ける気持ちが芽生える。

所感

母はとても効果を実感したようです。痛みと痒みはどうにもならないものですが、市販の湿布にかぶれやすい母には肌を痛めることなく、効果を実感できたようでした。初日の塗布範囲がとても小さかったので、逆にクレイを使用した部位と使用しない部位との差を目の当たりにしました。そのためクレイの良さを体感した母から依頼が毎晩ありました。皮膚刺激はなかったようです。クレイ湿布の前は赤紫のようななんともいえない肌の色をしていましたが、湿布後は、とてもきれいな肌色に変化し、悪いものを取り去っているように見えました。

父のケアでは、1日寝る前につけ、朝まで実施してもらったところ、あのひどい湿疹が少し減っていたようで痒みも治まったそうです。皮膚科にはいろいろみてもらっているようですが、医師からは「老人性の湿疹なのか？もしかしたら肝臓からくるものなのか？」と原因が分からず、何を使ってもダメ！また何を使ったらいいのかも分からない！という状況でした。そこへクレイ湿布で効果を体感した父からは、「お金を払うからやってくれ」と言われるほどでした。

父や母の状態はもう少し時間をかけなければならないと感じています。

この体験を通して

今回の体験にあたっては、福島さんよりハッとさせられるアドバイスをいただきました。例えば、祖母が転倒による大怪我をしたときの「おばあさまの生きるエネルギーが弱まっていることに、あなたがショックを受けているのでは？」というメッセージ。そして、そんな私の精神的なケアとして「クレイペーストを作るとき、手を使って練ってみては？」というアドバイス。さっそく実行し

てみると、どうして今までスプーンで練っていたのだろう…と思えるほどしっくりきたのです。数々のアドバイスとクレイに触れることで、私の心の衝撃は消え、落ち着きを取り戻すことができました。祖母の体調の悪い間、介護者である母には私のクレイセラピーは邪魔がられてしまいました。「固定することが手間！」「不織布だけでは衣類などがぬれてしまうので更に加工が必要だし手間」、素早く片付けたい着替えやオムツ替えに余計な時間と取られてしまうのではと感じる方もいるだろうと思います。介護ケアに第三者が介入する際は、必ず介護する側の理解を得る、そしてそのよさを事前に体感してもらう必要があると感じました。主目的であった祖母に対するケアについては、今後もう少し工夫して提案してみようと考えています。例えば、クレイウォーターをタオルに浸して身体を拭く使用方法などは取り入れやすそうです。

いろいろありましたが、祖母、母、父、そして私、私の子どもたちまでもクレイに興味をもち、気がつけばファミリーケアとなっていたという素晴らしい経験をさせていただきました。

介護クレイ・ボランティアさんからのレポート ②

介護される側 — 対象者とクレイの使用方法 —

祖母　88歳

昨年9月に左の大腿骨を骨折、入院2カ月半。リハビリはあるものの、それ以外はほとんど寝ていたので、筋肉がかなり落ちた。家の中では最初日中のトイレのみ歩行器でゆっくり歩いていた。ここ最近は杖で家の中が歩けるようになった。ほとんどが座って過ごす。外へ出て歩くことはしていない。骨折前と比べるとかなりの運動量の低下。よってむくみがち。食欲はあるものの、体はかなりやせてきている。

1. クレイ足浴

祖母が一番気に入っている。これをしてほしいとリクエストもある。

一番の悩みだった足のむくみが改善され、体がやせているためか、常に寒い状態なので、体があたたまり、気持ちがよいとのこと。

常々、祖母がじっと座っていると話しかけずにほったらかしになってしまう

ことが多々ありました。足浴をやってもらっていると、話しかけなくても、本人は気持ちよさそうにうとうとしているので、話しかけない方がかえってよいのかもしれません。

湯にクレイを入れるときの香りがとてもよい。それが準備する側にも気持ちがよい。忙しい時に、たくさんのお湯の入ったバケツを片付けるのがしんどいくらい。

2. クレイ湿布

現在祖母が一番気になる、膝に行った。症状は痛みというか、座るときにひざがガクガクいうとのこと。クレイ湿布を作ってまず私が当ててみるが、ひんやりとして気持ちがよい。祖母に当ててみると、「気持ちよい」とのこと。気に入って乾くまでずっと当てていた。かゆみなどは出なかった。湿布後、膝の症状に特に変化はないとのこと。

最初に洗面器でクレイペーストを作って、洗面器に残ったほんの少しのペーストにお湯を足して、夜お風呂に入るときに私が手浴してみました。残りを流してしまわずに得した気分。

3. クレイパウダー

お風呂はデイサービスに行ったときのみなので、家にいるときは、ティッシュの上にパウダーを軽くとり、祖母に自分でお股にポンポンとあててもらう。

デイサービスに行くとき、母が祖母のお股を湯につけたタオルで拭くのですが、パウダーをつけ始めたらあまり匂わないそうです。夏場はとてもいいようです。

4. クレイペースト

以前、祖母のかかりつけの内科の医師に、おしりの皮膚がすれて痛いと相談しました。祖母が信頼している医師ですが、おしりも見ずに軟膏のみ処方だったそうです。こちらも皮膚科で見もらうべきだったのか、とも思いましたが、祖母も内科で全て済むならそこで、という状況からでした。結果、その軟膏で改善する気配がないため、クレイペーストを使用してみました。

肛門の上、仙骨のあたりが真っ黒に黒ずんでいて、おまけに座りだこができていて、たこの部分が擦れて赤くなっており、とても痛いとのことでした。だんだん、黒ずみの真っ黒だったところがグレーになってきて、あっ、クレイが作用しているなと感じました。ペーストを厚くするとより効果を感じることができました。

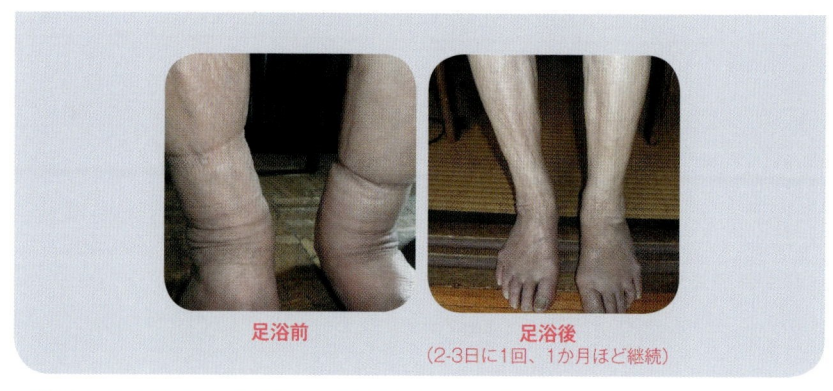

足浴前

足浴後
(2-3日に1回、1か月ほど継続)

※掲載された内容は個人の感想です。効果効能を表すものではありません。

SECTION 3　ペットケア

　　動物は私たち人間がクレイセラピーを知る前から利用していた先輩です。人間とともに暮らすペットにも動物としての野生の勘が宿っているはず。飼い主さんの押し付けではなく、ペットの意志と判断でクレイを活用していただきましょう。

◇◇◇◇◇◇◇◇◇◇◇◇◇◇◇◇ 怪我 ◇◇◇◇◇◇◇◇◇◇◇◇◇◇◇◇

ペットの怪我にもクレイペースト（クレイ湿布）がオススメ。**グリーンクレイ**を水で溶いただけのペーストを傷口に塗りつけます。ペットがクレイペーストを舐めてしまっても問題ありませんが、クレイを長時間作用させるためには布や包帯などで固定させたほうがよいでしょう。ペットの毛に乾いたクレイペーストが絡まって落としにくいのですが、無理に落とさなくても自然とクレイ粉は落ちてきます。室内でペットを飼っている方は、クレイ粉が家中に落ちるようでは困りますので、クレイ湿布用シートなどでクレイペーストを包み込む方法を使いましょう。

◇◇◇◇◇◇◇◇◇◇◇◇◇ クレイウォーター ◇◇◇◇◇◇◇◇◇◇◇◇◇

ペットの飲み水に少しだけクレイを加えておくと、体内デトックスとなり、さまざまな症状が軽減し、良好な状態に向かうという報告もあります。なお、クレイは水の底に沈みますが、上澄み液を飲むだけでも作用は期待できます。(**クレイウォータ　作り方110頁**)

◇◇◇◇◇◇◇◇◇◇◇◇◇◇◇◇◇◇◇◇ **におい** ◇◇◇◇◇◇◇◇◇◇◇◇◇◇◇◇◇◇◇◇

ペットの匂いが気になるときは、シャンプーのあとに**ホワイトクレイ**のボディパウダーをはたいてあげてください。耳のじくじくした湿疹にも、ホワイトクレイパウダーがよかったという報告も受けています。

ペットケア・クレイ体験談

クレイ内服で愛犬の膀胱炎完治 / 牛乳＆クレイ

先日、クレイのすごさを実感しましたので、ご報告します。

相棒のラブラドールレトリーバーのマッシュは、生まれつき熟睡すると少量失禁してしまうタチです。精密検査の結果、無意識下でオシッコを止めておく筋肉に命令を出す神経がダメということで、完治はしないそうです。ホルモン剤を投与し続けると失禁は止まるそうなのですが、ちょっと恐ろしいので、ダメならダメでよしということにしています。マッシュ用のマットを毎回洗濯するなどで清潔を保とうとしています。

しかし、疲れたり体が弱っている時期に、人間が風邪を引くように膀胱炎になってしまいます。毎回抗生物質を飲めばケロッと直っていたのですが、この年末はなかなか直らず、何回か抗生物質の種類を変えて様子を見たのですが全然直らず。結局1カ月薬を飲み続けて、こんなに飲み続けるのも問題と思っていたら、獣医さんに「少し長すぎるので次に直っていなければ尿道カテーテルを入れてレントゲンを撮りましょう」と言われました。「これは何とかしなけりゃ」と思い、膀胱炎に良いというハーブを粉にして飲ませたり、クランベリーなど飲ませたり、色々やりましたが、時間がかかるし、炎症がひどい状態には速効は期待できないと感じました。

クレイが効くのではないか？と思ったのですが、マッシュはクレイの入った水は飲んでくれないのです。福島さんのHPで「ペットの水に少量クレイを入れると…」と記述があったので試したのですが、クレイが入っていると喉が渇いていてもクレイが下に沈んで上澄みを飲めるまで水を飲まないんです（福島注：実は上澄

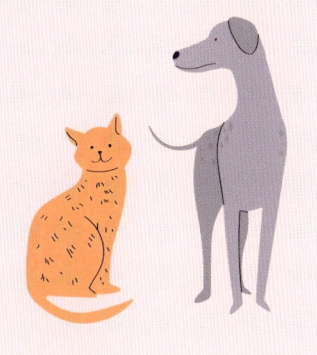

みだけ飲んでも同じ効果が期待できます）。

便秘になってもいいと思い、牛乳にクレイを混ぜて毎日4日間飲ませました。やはりウンチはポロポロの状態になりましたが、4日後に獣医さんで尿検査をしたところ、赤血球も蛋白も全くゼロ。潜血反応まででていたのに…思わず「すばらしい！」と言ってしまいました。

犬によかったから人間もというと気を悪くされる方もいるかもしれませんが、原理は一緒です。膀胱炎に悩む方、または犬、是非クレイを進めたいと思いました。私もここのところ飲むタイミングを外し、さぼりがちだったクレイをまた飲み始めました。

クレイを知って良かったと感謝しています。なんか宗教や健康グッズの言い回しみたいになってしまいましたが、これは本当です。（Y.Kさん）

※掲載された内容は個人の感想です。効果効能を表すものではありません。

7

クレイセラピーの
可能性と未来

Potential & the Future
of Clay Therapy.

クレイセラピーの可能性と未来

SECTION 1　地球と人間の転換点

複雑化するウイルス、バクテリア対策 ・・・・・・・・・・・・・・

　鳥インフルエンザ、豚インフルエンザといった新種のウイルスが猛威を
ふるう昨今。ペニシリン（抗生物質）の発見により、現代医療が地球上すべ
ての病原菌を完全征服したかのように思われた２０世紀も過去となりまし
た。確かに抗生物質は多くの生命を救ってきました。今も新種ウイルスや新
種バクテリアに対抗する薬品、物質を熱心に研究開発されている科学者の
方々には頭が下がる想いです。その一方で、人間がつくりだした物質の威力
を過信して安易に使用しすぎたために、抗生物質などの新薬が効かない菌、
つまり耐性菌を産んでしまった面も見逃せないでしょう。

　ウイルスもバクテリアも私たち人間と同様生き物であり、子孫繁栄を成
功とみなしているようです。環境に適応し、サバイバルできる強い体質にな
るよう遺伝子を組み替え変異していきます。どこまでいっても、この戦争
はいたちごっこ。人間がすべての菌を殺す薬をつくることは永遠に不可能で
しょう。

　Chapter 2で述べたように、クレイのなかには殺菌作用をもつものもあり
ますが、ほとんどのクレイは菌を殺すのではなく、菌の活動を鎮静化し、そ
の間にからだの免疫力を高めて自然治癒力によってからだが病原菌をコント
ロールすることを助けます。クレイは病原菌も共生菌も区別することなく、
菌の活動をスローダウンさせるのです。人間本来の健康なバランスを取り戻
し、菌との共生関係を再構築していくようです。ウイルスやバクテリアと戦
うかわりに、共存させることが可能なら、今までのような新種ウイルス、バ
クテリアとのいたちごっこも必要がなくなります。殺菌力がないということ
は、脅威的なウイルスやバクテリアには太刀打ちできませんし、即効力も期

待できません。しかし、私たちがクレイによるヒーリングを続けていけば、地球と共存しながら心身が本来のバランスを取り戻していけるのではないでしょうか。長い目で見れば、こうした微生物とのエンドレスな闘いの構図から抜け出すことは、いつしか可能なのかもしれません。

アース・ホリスティックな視点

　もともと地球上に存在する物質は、どんなものでも微生物により分解され、自然のなかで浄化され、長い時間をかけて循環していくものです。人間は自然界に存在するものから使えるものを発見し、その一部を取り出し、人工的に再生することで科学と文明を発達させてきました。石油、石炭、鉄鉱石などの地下資源、そして、動植物のエキス、真菌から抽出されたペニシリン…。

　しかし、昨今地球上で起こっていることを見ていると、どうやら「一部を取り出し、利用する」という考え方には限界があるような印象を受けます。ものごと、物質を全体でとらえて、全体として利用するほうが、地球的には自然であり、健康的なのかもしれません。

　今までの西洋医療では、臓器を独立した機能と考え、「患部」と呼ばれる部分を取り上げて、そこだけを治療していました。おなかが痛いなら胃カメラを飲み、胃潰瘍を発見し、その潰瘍を治すための薬を処方する、という治療法です。おなかが痛いという現象が送ってくる、からだのメッセージを完全に把握することなく、その部位だけを治す。これでは、同じ症状がカムバックしてくるのも時間の問題ではないでしょうか。弱っているのは、おなかだけではないはず。からだとこころ、全体のバランスが崩れたから、病気が発症した。…このように、人間を全体でとらえようとするのがホリスティック・レメディの基本的な考え方だと思います。

　アロマセラピーをはじめとする自然療法には、この「ホリスティック」な思想が含まれていることが多く、今まで西洋医学で施術してきた医療従事者のなかにもホリスティック治療を取り入れようとする方が増えてきたようです。

　アロマセラピーで使われる精油も、ホリスティックなツールと考えるこ

とができるでしょう。西洋医学で使われる新薬のほとんどは自然界で発見され、その一部を取り出して人工合成された化学物質です。精油に含まれる芳香成分と同じ化学物質が新薬に含まれることもよくあります。植物の一部を取り出した新薬に対して、植物から抽出されたエキスをまるごと使おうというのがアロマセラピーのな発想とも言えるでしょう。

クレイセラピーでも同じようなことが言えます。クレイに含まれるミネラル成分を分解して仕分けしたり、人工合成したりすれば、ミネラル・サプリメントが出来上がります。でも、さまざまなミネラルが複雑に含まれるクレイをまるごと使おうと考えるのがクレイセラピーです。

今までのホリスティック思想は、人間あるいは植物を全体とみなしていました。これを地球に敷衍させて、地球を全体と考えてみたら、どうなるでしょう？　いわば、アース・ホリスティックな視点です。

昨今の豚インフルエンザ騒動も地球全体で見たら、どういうことなのか？

人間とウイルスの闘いは、今のままでは永遠に続くでしょう。新しいワクチンや新薬を開発しても、殺し合いにはキリがありません。そうではなく、ウイルスやバクテリアと共生していく道はないのか？　それ以前に、動物をコントロールして飼育することに無理はないのか？　地下資源やエネルギー問題をどう考えるのか？　人間のエゴや欲を追及して搾取するかわりに、地球と共存しながら生きていく方法はないのか？

新種のバクテリアを殺菌するクレイが存在することは、医療の先端にとって明るいニュースだと思います。しかし、私がクレイセラピーに期待をかけるのは、その殺菌力や抗菌力だけではありません。クレイを触って地球のヒーリング・エネルギーを実感し、こころもからだも癒された人たちが、アース・ホリスティックな感覚を取り戻し、地球の一部だったことを思い出す。これこそが、これからの時代、私たち人間に求められる課題だと思うのです。

生き方の見直し、自然回帰 ・・・・・・・・・・・・・・・・・・・・・

私たち人間はいま、明らかに生き方の見直しを迫られています。欲とエゴを追求した物質文明もピークを越え、お金や物質の豊かさが幸せの必要条件ではないことを私たちは学んだはずです。こうした時代背景のなか、世界

経済破綻も起こるべくして起こった自然現象。刻々と深刻化していく地球環境問題を根本的に解決するためには、人生の価値観そのものを変えていく必要があります。

　私たちにとって、本当に大切なものと、実はどうでもよかったものを区別し、選別する絶好のチャンスが来ています。要らないものを手放すと、からだもこころも軽くなり、元気に健康になっていきます。毎日が幸せで喜びにあふれます。この地球に生きていることに感謝の気持ちが湧いてきます。これはお金や物質では決して得られなかった充実感、幸福感であり、私たちの魂がずっと求めていたものではなかったか、と思います。

　ただ、この転換には、ちょっとしたキッカケが必要かもしれません。人によっては突然の失業だったり、離婚だったり、家族の死や病や事故だったりするかもしれません。一見、不幸に見えることが実は、幸せへの近道であることは、人生を振り返るとよくあるものです。

　そんなつらいさなかにも、私たちのからだとこころを自然とアース・ホリスティックに導いてくれる力が、クレイにはあると思うのです。自分を知り、いたわることは、地球をいたわることと同じです。クレイによって癒されることで、自分が地球からどれだけの恩恵を与えられてきたのかを実感し、感謝するきっかけになれば、私たちは自然とアース・ホリスティックの視点に立てると思います。

　科学では解明されていないクレイのヒーリングパワー。どんなに科学者たちが研究しつくしても、今の方法、見方ではたどり着けない真実への答えがここに隠されている気がします。

SECTION 2　クレイのスピリチュアリティ

　この本の前半では科学的な作用からクレイの作用特性を検討してきましたが、この部ではいったん科学を離れて、アース・ホリスティックな視点と感覚からクレイのヒーリングパワーについて考えてみたいと思います。クレイセラピーを通じて感じたことを中心にお話していきますので、どうしても科学的な根拠のあいまいな、いわゆるスピリチュアルの領域になります。も

しかすると最先端の物理学などで科学的に説明できることもあるのかもしれませんが、私の理解力では及びませんので、私なりの感覚的な言葉で表現してみます。

地球エネルギー

　土を触ると気持ちが落ち着きます。公園の砂場でも、庭の菜園でも、ビーチの白い砂でも、雨林の湿った土壌でも、土を手のひらにのせてぎゅっと握り締めた感覚には、人を癒すものがあります。いつも履いている靴を脱いで、裸足で地面を歩いてみる。地面に座り込んで手をあて地球の温かさを感じてみる。そんな素朴な行動が、私たちのエネルギーを地球と再びつなげてくれます。

　肉体をもつ私たちは地球とのつながりを切っても切ることができません。人間も、地球に存在する物質とエネルギーを利用して生きている生命であり、地球の一部です。

　地球から掘られた鉱物であるクレイを触っていると、そんな地球とのつながり、一体感に気づかせてくれます。最初は無意識かもしれませんが、時間をかけて地球のエネルギーが私たちに伝わっていきます。そして、日常生活のストレスによってバランスを崩した私たちの心身を整え、落ち着くところへそっと落ち着かせてくれるのです。

生体エネルギー交換

　クレイセラピーを行う、つまりクレイをからだに触れさせると、クレイに対してからだが反応をしはじめます。これはまるで、クレイとからだが対話をしているように感じられます。クレイの作用はいつも一定ですが、そのクレイの作用を受けたからだの反応はまちまち。ときには、熱く、冷たく、やさしく、激しく、やわらかく、強く…。同じクレイ処方であっても、さまざまな感じ方、作用のしかたがあります。

　クレイの科学的な作用のひとつに「ミネラル交換」がありますが、これと似たような「エネルギー交換」が起きているような気がします。科学的に実態があるかどうかは別にして、感覚的なものです。地球エネルギーをもつ

クレイのエネルギーと、私たちのからだの生体エネルギーが交換しあうようなイメージです。これは特に、クレイペーストに塩を入れるとその実感が特に高まるので、化学的にはイオン化、電気的な反応と関係があるのかもしれません。クレイを乗せた部位に、精微な粒子が跳ね回るような感覚。目を閉じて瞑想すれば、その細やかな粒子たちがシルバーの光を放ちながらチカチカと駆け巡るのが見えます。ヨガで「プラーナ」と呼ばれる生命エネルギー、あるいはレイキや気功の「気」、オーラと似たようなものなのかもしれません。この精微な粒子たちがクレイに由来するのか、自分のからだに由来するのか、それはよく分かりませんが、クレイのエネルギーとからだのエネルギーが重なり合ったことで起きている反応のように思えます。クレイのエネルギーがからだを活性化させて相乗作用するのでしょうか？

　理屈はどうあれ、クレイセラピーによってクレイのエネルギーが感知されます。最初はその存在に気づかなくても、無意識的なレベルでキャッチした感覚が、クレイ体験を繰り返すうちに次第に心身を目覚めさせていくようなのです。

　こうした感覚はとても精微なものです。はじめてクレイセラピーを試された方にとって、クレイの作用そのものがほとんど感じられないこともあります。実際、ＩＣＡ認定クレイセラピスト養成講座の受講生のなかには、「なにも感じなかった」と率直な感想をレポートされる方もいます。しかし、その後も継続してクレイに対する自分のからだの反応に着目しつづけると、今まで気づかなかったレベルで、少しずつからだの反応が見てとれ、ほんの繊細な反応も見逃さずに感じ取れるようになってきます。「そうか、こういうレベルでからだは反応していたのか」と気づかれるでしょう。

からだの声を聞くレッスン

　クレイに対する反応はあくまでも肉体レベルで感知されます。五感のうち、主に触覚として感じることが多いでしょう。肉体の反応に着目し、自分のからだに起きていることを素直に感じようとすると、ここでひとつの転換、気づきがやってきます。自分のからだに素直になる、自分のからだの声を聞くことができるようになるのです。自分のからだの声を聞く…というと、ず

いぶん単純なようですが、本当に私たちは日頃から自分のからだの声に耳を傾けているのか、真剣に考えてみたことがあるでしょうか？

ふだん私たちは多忙な日常生活のなかでストレスにまみれ、自分のからだの声をしっかり聞いてあげる余裕がなくなっています。からだが「休んで〜」「無理しないで〜」「お酒は控えて〜」と叫んでいても、それを無視して「やらねばならないこと（と信じ込んでいること）」を遂行しようと努力し、ストレスによってまず心がパンクします。イライラ、怒り、落ち込み、無気力などの感情がサイン。それでもまだ気づかずに、心身に負担をかけ続けてしまうと、からだのほうが音をあげます。頭痛、肩こり、不眠、便秘…。そんな肉体症状には、ちょっと薬をあてがって誤魔化して、ストレスだらけの日常をいやおうなく続けてしまいがちです。

一方、「健康のために、規則正しい生活を心がけましょう」といわれます。確かに、規則正しい生活は健康のカギといえましょう。しかし、「規則正しい」というとき、「何時になったら何をする」といったように時間を規定して考えていないでしょうか。それが自分のからだのペースと一致していれば問題ありませんが、からだは「12時だから、おなかを空かせよう」などと時刻でコントロールしているわけではありません。現代社会でいくら規則正しく生活しようと心がけても、やむをえない事情で生活のリズムが狂うこともあります。眠たいのに起きる、昼になればご飯を食べる、眠くないのに明日のために寝る、などなど…そういったズレがからだに負担をかけていないでしょうか。

からだの声を聞くことは単純なようでいて、実際、現代人の日常生活ではかなり疎かにされています。それだけの時間的な余裕、心のゆとりがないのです。私たちの意識、思い込みが、からだの声を却下して、生活をコントロールしてしまいます。

だからこそ、せめてクレイセラピーのひととき、からだを意識のコントロールから切り離して自由にクレイに反応させてあげてください。からだと意識をいったん切り離すことで、純粋なからだの声が伝わってきます。「ああ、私はこんなに疲れていたんだ」と気づかれたら、ご自分をいたわってあげてください。こうしたクレイ体験が積み重なるにつれて、からだの声がより明

確に伝わってくるようになるでしょう。

　クレイセラピーは、からだの声を聞くレッスンとして最適です。からだの声を聞いて肉体が元気になることで、心身ともに満たされ幸せになっていくようです。それは、今まで知っていた「現世的な幸福」とはちょっと性質が違う幸福感かもしれません。物質的な条件によるものでもなく、枯渇することのない永遠の満ち足りた気持ち。この幸福感こそが本来の健康をもたらす根源ではないでしょうか。クレイセラピーでからだの声に耳を傾け、より健康に、より幸せになりましょう！

Section 3　クレイセラピーの未来

　ヒーリング用のクレイについて調べていると、純粋な好奇心が湧き上がってきて、科学的な根拠を知りたくてたまらなくなります。現時点では、さまざまな資料を読みあさっても回答が得られない疑問がたくさんあるのです。科学者がこんなラボ実験をしてくれたら、この点について詳しく研究してくれたら、と思うことがたくさんあります。リサーチには費用がかかりますが、今後さらに代替医療としての可能性が注目されれば、政府などの公的機関から調査研究費用が配分されるようになるでしょう。専門分野の科学者がそれぞれの立場からクレイの作用特性やメカニズムを解明していってくれることを切に願います。

　特に、殺菌作用が認められたある種のクレイが、現代医療では解決策のないバクテリアに対して作用したというのは朗報です。今後も現代医薬では抑制のきかないウイルスやバクテリア、真菌がクレイによって中和され、抑制されていく可能性は大いに期待されるところです。

　同時に、現代科学ではどうしても限界がある、解明しきれるものではないだろう、というあいまいな部分がクレイにはあります。科学的に説明できないからといって、無に等しいわけではありません。メカニズムはわからなくても結果という証拠はあるのです。思いがけないクレイの作用を目の当たりにしたときは、理屈はわからなくてもありのままの現実として認める勇気も必要だと思います。

クレイは触覚という感性に密接な関係があるため、体感、温感、刺激感といった感覚的な判断が大切になります。視覚、聴覚ばかりで生きていた現代人が、グルメブームで味覚に注目し、アロマセラピーによって嗅覚に目覚めたように、今度はクレイセラピーが触覚という感性を目覚めさせていくことでしょう。肉体的な治療法としてはもちろんのこと、この触覚を手がかりにして、精微なスピリチュアル・ヒーリングの世界でもクレイセラピーは幅広く活用していけるものと期待しています。

誰にでも使える安全なセラピー

クレイセラピーの大きな利点として、難しい禁忌や熟練した手技が必要ない、ということが挙げられます。クレイは直接肌につけても刺激も害もない、マイルドで安全な物質です。いくつかのルールを守れば、初心者でも安心して簡単に使えます。なんといってもこのシンプルさが、クレイセラピーの無限の可能性を感じさせてくれます。

しかし、このクレイのミラクルな力を引き出すためには、クレイの作用、特性を知った上で、いかに安全に、そして、効果的に有効活用するかが重要です。そのためにもクレイの知識を学び、クレイセラピー体験をたくさん積んだクレイセラピストの養成が重要になってくると思われます。

クレイセラピー研究には、大きく分けると2つの側面があります。科学的に構築された理論と、実体験による理論の裏づけ。そして、その一方では、科学では説明しきれない感覚的なエネルギー。クレイセラピーを使いこなすためには、この2つの側面での理解と実感が必要です。湧きあがる好奇心の赴くままに、今後もその両面からクレイセラピーを研究し続けたいと思います。もしかすると、両面から追いかけていたものは実はひとつの真理であったことに気づくのかもしれません。これからのクレイセラピーが楽しみです。

ICA 国際クレイセラピー協会 (International ClaytherapyAssociation; 以下 ICA) が提唱するクレイセラピーでは、日々、多くの方がクレイの働きを目の当たりにし、その驚きの研究レポートは「ICA 認定クレイセラピスト養成講座」により全国各地から ICA に寄せられています。もちろん、クレイは薬品ではありません。このために、「頭痛」に、「ニキビ」に、それを治療するために、クレイが働いているわけではありません。クレイは、常に一定の作用を示しています。

これはまるで太陽のようです。太陽の光は、動植物を成長させ元気を与えます。私たち人間も、太陽の光なしでは生きていけません。しかし、太陽は「ひまわりを咲かせよう！」「旅人のコートを脱がせよう！」「人の成長や健康を促進させよう！」と働きかけをしているわけではありません。常に、燦燦と、地球に降り注ぎ、そのエネルギーに動植物が反応しているわけです。同様に、クレイは地球のエネルギーです。これだけ、科学が発達し文明社会となった現代でも、クレイセラピーを学ぶ方たちは、クレイの働きに感動し、ご自身が地球の生命体のひとつであることを思い出します。私たちは地球に守られている、そんな気持ちすら感じさせてくれます。

本書をお読みいただき、クレイセラピーを受けてみたいとお感じになる方は少なくないのではないでしょうか。また、ご自身のために、ご家族のために、ご友人のために、クレイセラピーを自ら行いたいとお考えになる方も、たくさんいらっしゃることと思います。

日本におけるクレイセラピーの普及は、まだまだ始まったばかりです。クレイセラピーを受けたい方のために、クレイセラピーを学んでみたい方のために、今こそ求められるのが、プロフェッショナルな知恵と技を兼ね備えた、クレイセラピストなのです。

国際クレイセラピー協会について

本書全般にわたってご理解いただける通り、クレイセラピーには特別な手技はなく、簡単に楽しむことができる療法です。さらに、クレイの種類による特性、それぞれの「かたち」による特性、クレイセラピーを行うタイミング（＝体の状態）、その方の体質、体調、使用部位の状態、目的・ねらいを考慮し、知恵のある

レシピや使い方により、クレイセラピーを受ける方の体の反応や体感により大きく貢献することができます。その時々、最もふさわしいクレイセラピーを組み立て、安全に実施することが、クレイセラピストにとって目標のひとつです。

この目標に向け「ICA 認定クレイセラピスト養成講座」による人材育成、ライセンス取得後のクレイセラピストの活動支援を展開しているのが、ICA です。

ICA はその拠点を東京本部とブリスベン本部に置き、最新のクレイセラピーを研究し、開発し続けています。この研究をリードするのが、本書著者であり ICA 元 理事である、福島麻紀子が活動を行うブリスベン本部であり、ブリスベン本部に集まるクレイセラピーをはじめとしたさまざまな自然療法に関する情報は、東京本部からの発信により ICA 会員の皆さまと共有されます。また、その他の本部機能の多くは、東京本部によって運営されています。

本格的なクレイセラピーを学んでみたい、また、クレイセラピストとしてそのスキルをサロン等で活用していきたい、また、クレイセラピーの指導者として教室展開をしていきたいなど、プロフェッショナルなクレイセラピストを目指す方はもちろん、日々の暮らしに取り入れる自然療法としてクレイセラピーにご興味がある方、どなたでも、いつでもお気軽に、ICA 国際クレイセラピー協会までお問い合わせください。

International Claytherapy Association
国際クレイセラピー協会　東京オフィス
〒 171-0022　東京都豊島区南池袋 1-25-9　今井ビル 5 階
☎ 0120-327-900　ウェブサイト： http://claytherapy.jp

ICA 認定クレイセラピスト資格

講座名	ライセンス名
基本講座	
ICA 認定クレイセラピスト養成講座	**ICA 認定クレイセラピスト**
上級講座	
ICA 認定クレイセラピー教室開講講座	**ICA 認定クレイセラピーコーチ**
ICA 認定インストラクター講座	**ICA 認定クレイセラピーインストラクター**

クレイ成分分析機関

ALS Chemex

http://www.alsglobal.com/Mineral/DivisionProfile.aspx

鉱物分析を専門とする国際企業。

1975 年にオーストラリアのクイーンズランド州で設立され、現在は世界 30 カ国で土壌、鉱物等の分析を実施。ISO9002 をはじめとする各種認可も取得しており、鉱物分析においては世界のリーダー的な存在。

X-ray Analysis Facility, Faculty of Science , Queensland University of　Technology

http://www.xaf.qut.edu.au/

国立クイーンズランド工科大学では X 線回析（XRD）による精度の高い分析が可能です。

CSIRO (the Commonwealth Scientific and Industrial Research Organisation)

http://www.csiro.au/

オーストラリアの国立科学リサーチ機関。

宇宙科学、エネルギー・環境問題、農業、工業、鉱業、食料、健康、交通など、あらゆる分野における科学について調査、分析する機関。

クレイやクレイ関連製品の入手方法については、E-Conception のウェブサイト http://www.e-conception.org をご参照ください。

- Evaluation of the medicinal use of clay minerals as antibacterial agents Lynda B Williams 1, Shelley E Haydel, 2010

- "Broad-spectrum in vitro antibacterial activities of clay minerals against antibiotic-susceptible and antibiotic-resistant bacterial pathogens" Shelly E. Haydel, Christine M. Remenih and Lynda B. Williams, 2008, Journal of Antimicrobial Chemotherapy

- "Aroma- & Clay therapy" Rosemarie Ypma, 1993, Ogham-Almere

- "The Clay Cures" Ran Knishinsky 1998, Healing Art Press

- "The Healing Power of Clay" Michel Abehsera, 2001, Kensington Publishing Corp.

- "Earth Cures" Raymond Dextreit, 1997, Carol Publishing Group

- "Clay Cure" Anjou Musafir & Pascal Chazot, 2006, Mapin Publishing

- "The Clay Disciples" Cano Graham, 2006

- "Living Clay" Perry A~, 2006

- "Our Earth Our Cure" Maree Mansour & Libby Mansour

- "Oxford Dictionary of Earth sciences" 1990

- "Petrology of the Metamorphic Rocks" R. Mason 1978, George Allen Unwin, UK London

- "The Earth on which we live" Marijke Vogel, 2001 Vogel and Vogel

- 「私の自然食」 リカ・ザライ 著 福井美津子 訳 築地書館

- 東京都公衆浴場業環境衛生同業組合「1010」第 18 号 「アトピーが治る粘土浴」(北海道大学医学部名誉教授 阿岸祐幸 著)

- AROMA RESEARCH No.26(2006)より井上氏&安部氏記事

- 『アロマサイエンスシリーズ 21 ④ 香りと環境』(2003) フレグランスジャーナル社

- 『微生物と香り』井上重治 著(2002) フレグランスジャーナル社

- 『ハーブウォーターの世界』井上 重治 著(2009) フレグランスジャーナル社

- aromatopia 60 号 「感染を引き起こす微生物と精油の有効性」井上重治 著(2003)フレグランスジャーナル社

あとがき　〜新装改訂版発刊にあたり

『大地のエネルギーで癒すクレイセラピー』は、2009 年の初版刊行以来、多くの方々に愛読されてきました。クレイセラピーという自然療法を日本で初めて紹介する書籍として、その役割を果たしてこられたことを大変うれしく思います。

クレイセラピーは、私にとって「生活のヒトコマ」でした。家族が怪我をしたとき、体調を崩したとき、肌の調子がよくないときに、自然と手に取る存在でした。当時は、それがどれほど価値のあるものか意識することもなく使い続けていました。そんなクレイセラピーに光を当ててくださったのは、のちに設立された国際クレイセラピー協会の方々です。本書を執筆した頃、8 歳だった双子の娘たちも、クレイに支えられて健康に育ち、今では立派な大人になりました。

もともと「おばあちゃんの知恵」として伝承されてきたクレイセラピーですが、科学的な検証を進める中で、いわば「迷信」のような要素や、自らの誤解に気づくこともありました。それでも、日々の実践と科学的アプローチの両面から向き合うことで、クレイがもつ癒しの力への確信が深まっていきました。その過程で得られた新しい知見や情報を、この新装版では初版の内容に追加・更新し、より充実した内容にアップデートしています。

本書は、初心者の方にはクレイの魅力を手軽に楽しめる「入門書」として、また経験者には知識をさらに深める「参考書」としてお役立ていただけるよう意図して執筆しました。クレイセラピーが皆さまの生活に彩りと癒しをもたらすことを願っていましたが、いまやその期待を大きく超え、多くのクレイユーザーやクレイセラピストが生まれ活躍されていることに感慨深い思いです。

これからも、地球からの贈り物であるクレイの力を多くの方に届けるため、たくさんのクレイ・エバンジェリスト（伝道師）のみなさまの支えとともに、クレイセラピーはさらに発展を遂げていくことでしょう。医療や介護の現場、そして日常生活においても、クレイが心身の健康を支える身近な存在となり、より豊かな社会の実現に貢献できることを願っています。

　最後に、この新装版の出版にご尽力いただいたユイビ書房様、クレイセラピー普及にご協力くださる同志の皆さまに心より感謝申し上げます。また、科学的な裏付けを提供し続けてくれる夫のラースや、私の実験に根気強く付き合い、的確なアドバイスをくれた娘たちにも感謝の気持ちを伝えたいと思います。そして、大地からの贈り物であるクレイと母なる地球に、深い敬意と感謝を捧げます。

　クレイセラピーが、地球上のすべての人々に健康と幸せを運んでくれますように。

2024 年　紅葉の美しい晩秋の日本にて
福島麻紀子

著者プロフィール

福島 麻紀子（ふくしま まきこ）

オーストラリア自然療法研究家
ICA 国際クレイセラピー協会 顧問／マスター講座 専任講師

1964 年生まれ、東京都出身。お茶の水女子大学卒。1995 年、オーストラリアに移住し、アロマ＆クレイブランド E-Conception（イーコンセプション）を設立。2009 年より国際クレイセラピー協会理事＆本部講師としてクレイセラピーの普及・指導にあたるが療養のため一時引退。活動再開後も引き続きクレイセラピーの研究開発、情報提供、コンサルティング等を行っている。著書に「赤ちゃんからのナチュラルケア」(学陽書房)「カラリングコスメを手作りしよう」(ブラス出版) などがある。

大地のエネルギーで癒す **クレイセラピー** ［新装改訂版］

2024 年 12 月 25 日　初版 発行

著　者　　福島 麻紀子
監　修　　ICA 国際クレイセラピー協会
発行者　　戸田 由紀
発行所　　（同）ユイビ書房
　　　　　〒 115-0045 東京都北区赤羽 3-3-3 ドミール赤羽
　　　　　info@yuibibooks.com 090-2145-4264

印刷・製本　日本ハイコム株式会社